L'IMMUNITÉ

PAR

LES LEUCOMAÏNES

PAR

E. G...-B...

PARIS

LIBRAIRIE MÉDICALE LOUIS LECLERC

O. BERTHIER, SUCCESSEUR

104, BOULEVARD SAINT-GERMAIN, 104

1886

L'IMMUNITÉ

PAR

LES LEUCOMAÏNES

PARIS

TYPOGRAPHIE GEORGES CHAMEROT

19, RUE DES SAINTS-PÈRES, 19

L'IMMUNITÉ

PAR

LES LEUCOMAÏNES

PAR

E. G...-B...

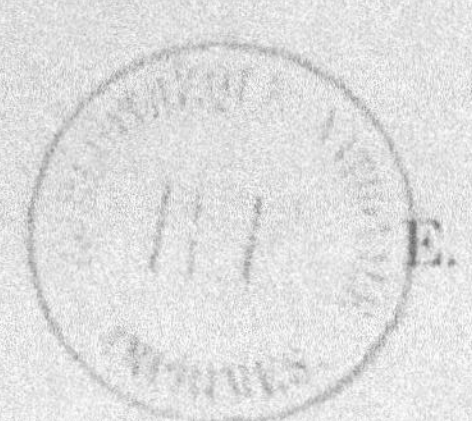

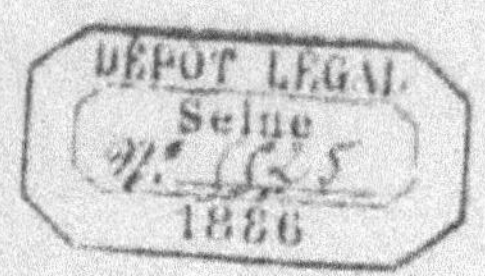

PARIS

LIBRAIRIE MÉDICALE LOUIS LECLERC

O. BERTHIER, SUCCESSEUR

104, BOULEVARD SAINT-GERMAIN, 104

1886

AVANT-PROPOS

Comment agissent les vaccins et quelle est leur origine?

C'est ce que je vais essayer d'expliquer.

Est-ce une loi de la nature que j'ai constatée, ou seulement une théorie que j'ai découverte?

Je crois, je l'avoue, à l'existence de la première. Mais, comme dans le code de ces lois éternelles, il n'y a que la vérité absolue, et que l'on ne peut jamais être assez sûr de l'avoir trouvée, j'entre avec plus de courage dans le champ si vaste des théories, où, le doute existant, la discussion conserve tous ses droits.

Il existe de fort belles théories, basées sur des hypothèses très plausibles, mais ne sont-elles pas, en grand nombre, composées d'utopies?

Celle que je présente m'a séduit tant par la simplicité et la clarté de son raisonnement, que par les espérances qu'elle laisse concevoir pour l'humanité, si elle est reconnue absolument exacte.

Si je me suis trompé, mes lecteurs me pardonneront, je l'espère : l'indulgence n'est-elle pas en effet acquise d'avance au chercheur consciencieux qui a fait fausse route pour s'être appuyé sur des données si attrayantes par leur sagesse et leur lucidité ?

PREMIÈRE PARTIE

————

THÉORIE DE L'IMMUNITÉ

PREMIÈRE PARTIE

THÉORIE DE L'IMMUNITÉ

CHAPITRE PREMIER

THÉORIES ACTUELLES DE LA VACCINATION ET DE L'IMMUNITÉ

La médecine ne compte que très peu de remèdes dont le résultat soit positif et certain, or, parmi ces remèdes, il faut bien placer en première ligne les vaccinations qui sont connues et acceptées.

Soit dans la petite vérole, soit dans le choléra des poules, soit dans le charbon, la péripneumonie et autres maladies des bêtes, soit aujourd'hui dans la guérison de la rage, l'action du médicament curatif ou préventif donne des résultats d'une infaillibilité frappante.

Il est donc de la plus haute importance de chercher quelle est la cause commune d'une action si grande; il faut croire qu'il existe quelque chose de semblable dans la manière d'agir de toutes les vaccines.

Je sais bien que l'on a essayé d'expliquer l'action pro-

phylactique des vaccins, mais je ne crois pas à l'exactitude
des théories inventées car elles sont démenties par les dernières expériences pratiquées par M. Pasteur et autres
savants, dans les vaccinations récemment mises en usage.

Deux questions se présentent :

Qu'est-ce que la vaccine (1)?

Comment agit-elle?

Quand on ne connaissait que le vaccin de la petite vérole que l'on prend d'une vache ayant une maladie semblable à la variole, on disait : C'est en introduisant chez
l'homme le virus de cette maladie qu'on produit chez lui
une maladie très légère, et comme elle est semblable à
celle de la petite vérole, elle rend la *nature* réfractaire à
son similaire.

Pourtant il y avait une autre manière de devenir vacciné, c'était en se rendant malade de la même maladie :
on n'ignore pas que les sujets une fois atteints de la petite
vérole jouissent de l'immunité contre cette maladie pour
un temps plus ou moins long.

Plus tard, à la suite des grands progrès de l'art vétérinaire, on a fait des vaccinations en tirant le virus de la
maladie même (2) : donc ce n'était plus une maladie semblable, mais la même maladie, atténuée, qu'on voulait
faire supporter à celui qui devait devenir vacciné, ce qui

---

(1) Afin de m'expliquer plus clairement et plus brièvement, qu'il me soit
permis d'employer les mots *vaccine* et *vaccination* pour exprimer le fait
d'inoculation d'un virus quelconque, ayant pour but de donner l'immunité.

(2) « Naguère, sous l'influence de M. Pasteur, on ne croyait guère en ce
qui regarde la production des immunités artificielles, qu'à l'efficacité des
inoculations faites avec des races de virus atténués par la culture. C'était
méconnaître les excellents résultats donnés chaque jour par d'autres pratiques, dans lesquelles n'intervenait que l'emploi des virus forts. » (Congrès
de Grenoble, 1885, communication de M. CHAUVEAU.)

se rapprochait plus de la vaccination naturelle produite par la maladie elle-même.

Il fallait donc croire que c'était la maladie elle-même, quoique très légère, qui produisait le bienfait de l'immunité.

Mais voilà que, comme le disait M. Chauveau au Congrès de Grenoble (1) du mois d'août de l'année passée, il y a beaucoup de vaccinations chez les bêtes qui ne présentent aucun symptôme de la maladie, ce qui pourrait fort bien nous faire croire qu'on n'a pas produit la maladie que l'on désirait prévenir.

En acceptant l'opinion que c'était la même maladie plus ou moins forte que l'on produisait chez l'individu vacciné, on s'expliquait la chose d'une manière assez plausible.

On disait d'abord que le virus que l'on inocule est un virus atténué au moyen des différentes cultures, ou par ses conditions naturelles, comme celui de la vache pour la petite vérole.

Ce virus, qui d'après les études des hommes les plus

(1) D'autres personnes font une objection inverse : il n'y a aucun fonds à faire sur de telles inoculations, disent-elles, parce qu'elles sont inactives, et qu'en tous cas elles ne produisent rien qui, de près ou de loin, ressemble aux symptômes du choléra.

Il est encore plus facile que tout à l'heure de répondre à l'objection, grâce à la multiplicité de ces analogues. Du virus vaccin inséré dans le tissu conjonctif d'un sujet de l'espèce bovine ne provoque aucune des manifestations cutanées caractéristiques de la vaccine, et cependant, sur les animaux inoculés de cette manière, l'immunité anti-vaccinale est si solide qu'il n'y a plus moyen de faire naître l'exanthème vaccinal par piqûres sous-épidermiques. Les injections intra-veineuses de ce même virus-vaccin sur les animaux de l'espèce chevaline ne déterminent qu'exceptionnellement cet exanthème, et pourtant les sujets qui y ont échappé sont aussi bien garantis que les autres contre les effets de l'inoculation cutanée classique. Les mêmes injections intra-veineuses, pratiquées sur le bœuf avec le virus du charbon emphysémateux ou le virus péripneumonique, etc., ne font naître ni la maladie de Chabert, ni la péripneumonie, ni rien même qui en

compétents, est un être vivant, un *microbe* (1) de nature végétale ou animale, prend à l'économie de l'homme les éléments qui lui sont nécessaires pour son existence et c'est en lui enlevant ces substances qu'il rend cette économie réfractaire à la vie et au développement d'un microbe semblable quand il se présentera pour produire la maladie.

Même en acceptant l'existence de microbes atténués, il faudrait toujours que ces microbes introduits par la vaccination chez l'homme ou la bête se multipliassent et arrivassent au même résultat que les microbes de la maladie, pour enlever toutes les substances favorables à leur nourriture. Pour atteindre ce but il faut admettre, puisqu'ils sont plus faibles, qu'ils doivent être plus nombreux, et, dans ce cas, on aurait à redouter les mêmes conséquences funestes que dans la maladie, car à la puissance morbide de chaque microbe serait substituée celle d'une plus grande quantité de microbes (2).

Je trouvais ces explications bien peu vraisemblables

rappelle tant soit peu les symptômes, et néanmoins ces injections créent une très solide immunité. Résultats semblables avec les injections sous-cutanées du virus péri-pneumonique. (Congrès de Grenoble, *Le Temps*, 16 août 1885.)

(1) Le mot *microbe*, en effet, qui veut dire seulement *petit être vivant*, ne préjuge rien quant à la nature animale ou végétale des êtres en litige (*a*). Il a été adopté par M. Pasteur et approuvé par M. Littré dont chacun connaît la compétence en matière de néologismes ; il est généralement usité en France depuis quatre ou cinq ans et on peut le considérer comme définitivement acquis à la langue française. (*Les Microbes, les ferments et les moisissures*, par le Dr E. L. Trouessart. Introd. p. 4.)

(*a*) M. Béchamp appelle les microbes *microzymas* ou petits ferments, les réactions chimiques, résultats de leur activité vitale, étant généralement des fermentations.

(2) Mais cette théorie n'est pas à l'abri de certaines objections. Grawitz

lorsque je lus dans un article du Dr Respaut (1) que M. Ferran ne vaccinait pas avec le microbe et que le bienfait de l'immunité était produit par le bouillon qui avait reçu le microbe.

Dans une autre note publiée cet hiver, M. Ferran disait lui-même, que c'était en habituant la nature de l'homme au poison produit par le microbe (2) qu'il rendait cette nature réfractaire à la maladie, de la même manière qu'on arrive à l'immunité par rapport à l'action de la morphine en en faisant un fréquent usage.

Voilà une explication tout à fait différente : la cause de la maladie et de la mort ne serait plus le microbe, mais bien le poison de ce microbe et ce serait à lui-même que l'on attribuerait l'action médicale.

Ce changement dans les effets d'une substance passant de l'état toxique à l'état prophylactique par l'usage habituel, reste sans explication et M. Ferran dit : « Celui qui expliquera ceci expliquera aussi l'effet de ma vaccine. »

Je trouve assez contraire à la raison humaine l'idée d'attribuer à la même cause la mort et la vie.

Si le poison est la cause de la mort dans la maladie, il

se demande comment il se fait que l'économie qui peut fournir des aliments à l'énorme prolifération des microbes d'une maladie virulente grave, telle que le charbon grave ou mortel, peut être épuisée par la végétation bien plus modérée du même virus atténué. (*Les Immunités morbides*, par le Dr W. DESSAULX, p. 190.)

(1) Journal *Le Temps*, numéro du 23 juillet 1885.

(2) Comme la maladie du choléra est l'effet d'un empoisonnement produit par un champignon vénéneux, bacille-virgule, on explique l'immunité par un phénomène de tolérance de l'organisme pour ce poison. Le microbe inoculé ne se généralise pas et il ne se reproduit pas non plus dans le tissu cellulaire : donc il n'y a pas de danger en l'employant comme vaccin. L'action de ce vaccin est due à la substance active que forment dans son protoplasma les germes inoculés. (M. J. FERRAN, Lettre à M. Charles Cameron.)

est difficile d'admettre qu'en l'introduisant dans le corps
on puisse arriver à empêcher les effets de ce même poison
quand il sera présenté par la maladie, car il y aurait là
une addition de poisons, et l'addition de deux quantités
homogènes doit toujours donner une quantité plus grande,
par conséquent, dans ce cas, le poison devrait être plus
puissant.

C'est en lisant ces notes de M. Ferran traduites par
M. Respaut que j'ai conçu une explication bien plus
simple, qui démontre d'une manière beaucoup plus logi-
que tous les phénomènes qui se rapportent aux maladies
infectieuses et à leur vaccin.

L'exposition de la théorie qui en ressort fera l'objet de
ce livre.

CHAPITRE II

VACCINATION ET IMMUNITÉ

Pour mieux faire comprendre au lecteur notre théorie
sur le vaccin du choléra, et en général sur tous les vaccins de toutes les maladies infectieuses, je lui ferai suivre
les mêmes raisonnements par lesquels mon esprit a dû
passer pour y arriver.

Le point de départ, je l'ai trouvé dans une note de
M. Ferran qui dit :

« Le microbe ne se reproduit pas dans le tissu cellulaire, et son action prophylactique est due, selon moi, à une sorte d'accoutumance
ou d'habitude de l'organisme à la substance active, diffusible, apportée par le microbe (1). »

Ce n'est donc plus, dans ce cas, le microbe plus ou
moins atténué de la maladie ou d'une maladie semblable
qui produit par inoculation l'immunité de la maladie.
C'est, d'après M. Ferran, le bouillon, qui contient la
substance active, diffusible, apportée déjà par le microbe.

(1) Voyez Appendice n° 1.

Nous savons aussi d'après M. Wirchow, que l'existence du bacille-virgule, à titre de micro-organisme spécifique du choléra asiatique, est aujourd'hui une question résolue.

Et je crois de même qu'il faut accepter avec M. Van Ermengen, s'appuyant sur les conclusions de Koch « qu'on est forcé d'admettre en l'absence de toute matière contagionnante de nature animée, outre les virgules, que celles-ci sont les agents de la transmission et la *cause* même du mal ».

Nous voilà donc en présence de deux faits, d'un côté l'existence des micro-organismes *bacilles-virgules* comme cause de la maladie du choléra (1), et de l'autre le fait vérifié par M. Ferran que l'introduction dans l'organisme humain d'une quantité de bouillon ayant servi à la culture du même bacille-virgule, produit l'immunité (2).

(1) La troisième et dernière hypothèse est qu'il existe une relation de cause à effet entre le processus cholérique et le bacille-virgule. Pour moi le fait est démontré. (Koch.)

Après cet examen de nombreuses bactéries qui, tour à tour et sans grande apparence de raison, ont été déclarées identiques à celles du choléra, je me crois en droit de conclure *qu'on n'a pas trouvé jusqu'ici de microbe semblable à celui de Koch, ailleurs que chez les cholériques.* (Dr E. Van Ermengen.)

On dit encore : Ces inoculations, avec quoi les pratiquez-vous ? Avec des cultures de coma-bacillus ? Mais êtes-vous donc certain que ce microbe soit l'agent essentiel du choléra ?

Cette objection est grave, mais elle perd tous les jours du terrain. (Association française pour l'avancement des sciences. — Congrès de Grenoble. *Le Temps*, 6 août 1885.)

A mon avis, ces organismes sont la cause du choléra et le devancent. Quelques-uns croient qu'ils sont l'effet de la maladie, mais, comme je l'ai déjà dit, ceci n'est pas possible. (Dr Koch, Séance du 26 juillet 1884, *Conseil impérial de Berlin.*)

(2) *Je sais fort bien que beaucoup de lecteurs repousseront cette hypothèse en disant que l'on n'a pas prouvé l'efficacité du système Ferran. Mais, même supposant ma prémisse fausse, je prie le lecteur de suivre mon raisonnement, car, dans toutes les sciences, on admet des suppositions quelquefois tout à fait imaginaires, ayant pour but d'aller à la rencontre soit d'une loi, soit d'une théorie. (L'Auteur.)*

Quelle est donc la composition de ce bouillon qui produit un tel bienfait?

Si ce bouillon agit comme un poison, sur quoi exerce-t-il son action?

Voilà les questions que nous allons examiner.

On appelle microbe tout être vivant trop petit pour être vu à l'œil nu.

Le bacille-virgule (1) dont il s'agit est un être vivant, végétal ou animal, ceci nous importe peu, au point de vue sous lequel j'étudie la question.

Quelle est la condition de tout être vivant pour vivre? La condition *sine quâ non*, de se trouver en présence de substances favorables à sa vie, de prendre ces substances, et de les éliminer tout à fait transformées, c'est-à-dire de rendre d'autres substances.

Les bacilles, donc, qui ont vécu dans le bouillon que M. Ferran prépare, ont enlevé à ce bouillon des substances et en ont rendu d'autres.

Voyons maintenant ce qui se passe sous ce rapport chez les êtres les plus perfectionnés, dont les fonctions nous sont plus connues.

Si on introduit un homme dans un appartement où l'on aura placé différents mets et que l'on ferme hermétique-

---

(1) Le bacille-virgule ainsi que tout autre organisme doit suivre les lois de la végétation de même que les grandes plantes : il doit se reproduire

ment, cet homme au bout de quelque temps deviendra maladif, sa respiration sera de plus en plus pénible, et la mort ne se fera pas attendre.

C'est parce que l'air que l'appartement contenait sera tout à fait changé, l'oxygène sera devenu de plus en plus rare et aura été remplacé par la vapeur d'eau, l'acide carbonique et les gaz ammoniacaux produits par les sécrétions et les déjections du sujet.

Le changement, dans cet espace, deviendra tôt ou tard complet. Les éléments propres à la vie de l'homme auront été remplacés par des éléments ou inutiles ou toxiques (1).

Si c'est un végétal que nous prenons pour sujet de cette expérience, le résultat sera pareil.

Que l'on enferme une plante, placée dans un pot rempli de terre, sous une cloche de verre, cette plante aura tout ce qu'il faut à sa vie, seulement en quantité limitée et dans un espace restreint, ce qui nous permettra de recueillir les produits de son existence.

Bientôt aussi, ses feuilles deviendront sèches, sa couleur pâlira et la mort viendra inévitablement.

L'influence bienfaisante du soleil, qui excite l'activité des globules du chlorophylle placé dans les cavités de la cellulose, deviendra bientôt inutile, n'ayant plus de carbone à absorber. L'oxygène à l'état gazeux sera contraire à sa vie. L'eau disparaîtra à cause de la réduction partielle

en donnant naissance à ses similaires et il ne peut pas naître d'un végétal appartenant à une autre espèce, et encore moins il ne peut pas être le produit de rien. (Dr Koch, séance du 26 juillet 1884. *Conseil Impérial de Berlin.*)

(1) L'homme après s'être nourri par la respiration et par la digestion au moyen de l'oxygène de l'air et de l'hydrogène, du carbone etc. des aliments, rend, soit par la transpiration, soit par les déjections, les substances qui lui sont nuisibles ou superflues. (LAVOISIER.)

qu'elle supporte dans l'intérieur des plantes; la terre perdra son ammoniaque, la potasse, l'acide phosphorique, etc. Tous les éléments propres à la vie végétale disparaîtront et seront remplacés par des éléments toxiques pour cette vie.

Le poisson que l'on enfermerait dans un globe de cristal, même en le laissant en contact avec l'air, périra au bout de quelques jours, ayant laissé aussi dans l'eau les produits de sa vie.

Chez tous ces individus, les substances produites par leur vie sont toxiques pour leur propre vie.

Le bouillon de culture de M. Ferran doit donc contenir soit en suspension, soit en dissolution, des substances toxiques pour les bacilles-virgules (1).

D'après ce que nous avons dit, il est évident que si dans ce bouillon on introduisait des microbes nouveaux, ils y périraient de la même façon que des hommes mourraient en entrant dans une chambre où seraient morts déjà d'autres sujets, après avoir absorbé tous les éléments de vie que cette chambre renfermait et y avoir laissé les produits de leur existence.

Le système Ferran consiste donc à introduire dans l'organisme humain les leucomaïnes (2) des bacilles-vir-

---

(1) Le bacille-virgule, ainsi que tout autre organisme, doit suivre les lois de la végétation, de même que les grandes plantes. (Dr Koch, séance du 26 juillet 1884. *Conseil Impérial de Berlin.*)

(2) On donne indifféremment aujourd'hui le nom de ptomaïnes, qui signifie bases cadavériques, aux bases organiques retirées des matières albuminoïdes soumises à la putréfaction, ainsi qu'à celles que l'on peut extraire des tissus de l'homme et des animaux vivants et qui se produisent durant la vie normale; à cause de cette double origine, je propose de donner à ces bases le nom de *leucomaïnes* tiré de λεύκωμα (blanc d'œuf). (*Dictionnaire de chimie pure et appliquée* par Ad. Wurtz.)

Nota. — En usant dans tout ce travail du mot *leucomaïnes*, je ne lui donne-

gules ; et si ce système a de l'efficacité, c'est parce que, quand ces bacilles entrent dans l'organisme par contagion, la présence de leurs propres leucomaïnes rend leur vie maladive et finit par causer leur mort.

Par un autre raisonnement, nous pouvons aussi soutenir la même thèse.

D'après ce que nous avons dit, nous avons deux hommes vaccinés contre le choléra par deux systèmes différents ; l'un ayant eu la maladie, l'autre chez lequel on a introduit les leucomaïnes du bacille-virgule.

Selon toute probabilité, si nous rencontrons quelque chose de commun chez ces deux individus, ce point commun sera la cause de l'immunité.

Comme M. Ferran nous dit que son bouillon ne contient d'autre substance active produisant l'immunité, que le poison éliminé par le microbe, il nous faut chercher cette substance chez l'homme, dans l'état d'immunité qui suit la maladie.

Le microbe, se propageant dans l'organisme, prend à celui-ci toutes les substances dont il a besoin pour sa nutrition (1).

rai pas la signification restreinte de Wurtz ; je l'emploierai comme significatif de l'ensemble ou d'une partie des produits d'élimination qui sont le résultat des fonctions vitales d'un micro-organisme quelconque. (L'auteur.)

(1) Par les actes de sa nutrition, le microbe fait la gravité de la maladie et amène la mort. On peut aisément le comprendre. Le microbe, par

Ces substances sont également nécessaires aux fonctions vitales de l'homme.

L'homme, comme tout être organisé, a besoin des éléments qui constituent l'ensemble de son organisme dans une quantité et une proportion données ; cette proportion et cette quantité constituant l'état de santé.

La perte d'une quantité plus ou moins grande de ces éléments altère cet équilibre, et le trouble qui en résulte est appelé maladie.

L'état de santé étant représenté par exemple par la formule $3a + 3b + 3c + 3d$, l'état de maladie serait représenté par $1a + 1b + 1c + 1d$.

L'homme, après la maladie et sa convalescence jouit d'une parfaite santé, ce qui prouve qu'il a repris toutes les substances qu'il avait perdues, c'est-à-dire qu'il est revenu à la première formule, $3a + 3b + 3c + 3d$.

Avec ces substances, avec cette formule, il ne jouissait pas de l'immunité avant la maladie.

Donc cette formule ne donne pas l'immunité. L'homme pourtant, après la maladie infectieuse, jouit de l'immunité ; donc cette condition doit être attribuée à la présence de nouvelles substances.

La formule qui représenterait cet état serait donc $3a + 3b + 3c + 3d + x$.

exemple, est *aérobie*, il absorbe pendant sa vie de grandes quantités d'oxygène et il brûle beaucoup des principes de son milieu de culture, ce dont il est facile de s'assurer en comparant les extraits du bouillon de poule avant et après la culture du petit organisme. Tout annonce que cet oxygène nécessaire à sa vie, il le prend aux globules sanguins, à travers les vaisseaux, et la preuve en est que pendant la vie et souvent loin encore des approches de la mort, on voit la crête des animaux malades devenir violacée alors que le microbe n'existe pas encore dans le sang, ou en quantité si faible qu'il échappe à l'observation microscopique. (PASTEUR, *Comptes rendus, Académie des sciences*, 3 mai 1880.)

Une observation très importante de M. Chauveau vient à l'appui de ce que nous venons de dire (1).

Cherchons, maintenant, la substance x de la formule qui représente l'état d'immunité co-existant avec l'état de parfaite santé.

(1) « Dans la Note qui relate les faits dont je viens de m'occuper, M. Pasteur discute de nouveau (*Comptes rendus*, p. 536) l'interprétation qu'il convient de donner de l'immunité acquise ou renforcée par une première inoculation. Quoique mon nom soit mêlé à cette discussion, je ne serais pas intervenu s'il ne m'avait paru que M. Pasteur n'a pas bien compris ma pensée et mes intentions. Je n'ai pas eu la prétention d'édifier une théorie de l'immunité (le moment ne me paraît pas venu encore) et de l'opposer à celle de M. Pasteur. Chemin faisant, j'ai rencontré un fait, à l'explication duquel il me paraissait difficile d'appliquer la théorie adoptée par M. Pasteur, et je l'ai dit. Cette difficulté existe encore aujourd'hui. Il s'agissait de l'étude comparative des inoculations pratiquées, les unes avec de très petites quantités d'agents infectieux, les autres avec de grandes quantités, tant sur les moutons algériens pourvus seulement de leur immunité naturelle, que sur ceux dont l'immunité a été renforcée par une ou plusieurs inoculations préventives. J'ai démontré (et je suis en mesure de rendre ma démonstration plus complète) que l'on a bien plus de chance de réussir à produire le sang de rate complet, c'est-à-dire mortel, avec les inoculations qui introduisent d'un seul coup dans l'organisme un grand nombre d'agents infectieux. Comment faire accorder ce fait avec la théorie de l'épuisement?

« *Comment un organisme duquel une ou plusieurs cultures antérieures auraient fait disparaître la plus grande partie des matières nécessaires à la prolifération des agents infectieux du charbon, se prêterait-il mieux à la pullulation de ces agents avec une semence abondante qu'avec une quantité de semence réduite au minimum? Si la pauvreté du terrain est un obstacle à la culture, cette cause de stérilité ne devra-t-elle pas se manifester avec d'autant plus d'évidence qu'on donnera au terrain plus de germes à faire proliférer?* Ce qui se passerait certainement dans un tube à culture, ne doit-il pas se manifester également dans l'organisme animal? Voilà mon objection. Je l'ai formulée dans une interprétation théorique du fait que j'avais observé en disant que les inoculations bactéridiennes *comparatives avec peu ou beaucoup de virus se comportent chez le mouton algérien, comme si les agents infectieux rencontraient dans l'organisme de l'animal des matières ou agents contre lesquels les premiers auraient à lutter pour vivre et se multiplier, et dont ils triomphent plus facilement quand ils sont en grand nombre.*

« C'est avec le plus grand plaisir que je verrai cette objection écartée de la théorie adoptée par M. Pasteur, théorie basée sur les faits d'une très séduisante expérience à laquelle je n'ai pas ménagé les témoignages de mon admiration. » (Note de M. A. Chauveau. *Académie des sciences.* 18 octobre 1886.)

Les microbes, causes de la maladie, pendant leur séjour dans l'organisme animal, en exerçant leurs fonctions vitales, doivent nécessairement y avoir laissé les produits, résultats de leur existence.

Pendant un temps plus ou moins long, ces substances doivent se trouver dans l'individu après la maladie. Elles sont les mêmes que celles contenues dans le bouillon de culture dont nous avons parlé plus haut.

Donc, ces substances que nous nommons *leucomaïnes* et qui se trouvent également chez l'homme ayant l'immunité après la maladie, et chez celui qui la possède après vaccination de M. Ferran, sont bien celles qui produisent le bienfait de l'immunité.

Par un troisième raisonnement encore, nous arriverons aux mêmes conclusions.

Les maladies infectieuses sont produites par des micro-organismes. Ces maladies présentent le caractère de la non-récidivité.

L'état d'immunité qui survient après ces maladies doit être, ou bien l'effet de la soustraction faite par les microbes des substances qui se trouvent dans l'organisme animal, ou bien par la présence de nouvelles substances.

La première des deux thèses n'est pas admissible après l'observation faite par M. Chauveau.

Il faut donc accepter que c'est la présence d'une substance qui donne l'immunité.

Comme l'état d'immunité arrive toujours après la présence, dans l'organisme animal, de micro-organismes, il faut croire que la substance qui produit cette immunité a été créée par ce micro-organisme.

Pourquoi la substance produite par le micro-organisme, cause de la maladie, doit-elle produire l'immunité?

C'est l'effet d'une loi générale.

Comme nous l'avons dit plus haut, chez tous les êtres organisés, les substances qui sont produites et éliminées par leurs fonctions vitales, sont toxiques pour leur propre vie (1).

Les leucomaïnes des micro-organismes doivent donc être contraires à la vie de ceux-ci (2).

(1) Un des faits les plus intéressants observés dans le développement des micro-organismes septiques, c'est que les produits de décomposition effectués par eux ont, sur leur propre organisme, une influence excessivement nuisible. Influence qui arrête leur multiplication au point que, après une certaine accumulation de ces produits, les organismes cessent de croître et peuvent même périr tout à fait.

Ainsi, les substances qui appartiennent aux séries aromatiques, l'indol, le skatol, le phénol, etc., et qui naissent de la putréfaction des matières protéïques, ont sur la vie de beaucoup de micro-organismes une influence fatale, comme l'ont démontré Wernich et d'autres auteurs. (Dr E. KLEIN. *Microbes et maladies*, page 249.)

L'urée est le dernier résidu de la combustion des substances azotées; elle est éliminée par l'urine.

La cessation de l'expulsion de cette urée produit une maladie qui est l'effet de l'intoxication produite par la diffusion dans le sang de cette substance.

C'est donc une substance qui doit être éliminée et qui, quand elle reste dans l'organisme de l'homme, manifeste sa propriété toxique. (L'AUTEUR.)

(2) Est-ce bien là néanmoins, la seule explication possible des phénomènes? Non, à la rigueur. On peut se rendre compte des faits de la non récidive en admettant que la vie du microbe au lieu d'enlever ou de détruire certaines matières dans le corps des animaux, en ajoute, au contraire, qui seraient pour ce microbe un obstacle à un développement ultérieur. L'histoire de la vie des êtres inférieurs, de tous les êtres en général, autorise une telle supposition. Les excrétions nées du fonctionnement vital peuvent s'opposer à un fonctionnement vital de même nature. Dans certaines fermentations, on voit des produits antiseptiques prendre naissance pendant et par la fermentation même et mettre fin à la vie active des ferments et aux fermentations, longtemps avant l'achèvement de celles-ci. Dans les cultures de notre microbe, il pourrait y avoir formation de produits,

Par conséquent l'effet de l'immunité doit être attribué à l'action toxique des leucomaïnes sur les micro-organismes qui doivent produire la maladie.

dont la présence expliquerait à la rigueur la non-récidive et la vaccination. (PASTEUR, *Comptes rendus, Académie des sciences*, 26 avril 1880.)

Beaucoup de microbes paraissent donner naissance dans leur culture à des matières qui ont la propriété de nuire à leur propre développement. (*Comptes rendus, Académie des sciences*, 29 octobre 1885. *Note* PASTEUR.)

Lorsque l'être (microbe) vieillit dans une liqueur, qu'il en a épuisé les éléments assimilables, *qu'il y a déposé ses propres produits d'élimination, dont non seulement il n'a pas besoin, mais dont il doit à tout prix fuir la présence*, on voit se former, en un ou plusieurs points du filament ou à l'une des extrémités de l'article court et isolé, une petite masse plus réfringente, plus brillante que le reste du protoplasma, et dont le contour, toujours mal accusé et un peu nébuleux, devient de plus en plus noir et épais. C'est la spore. (*Le Microbe et la maladie*, par E. DUCLAUX, p. 30.)

Souvent il suffit que la bactérie ait vécu pendant quelque temps dans un milieu, pour rendre ce milieu impropre à sa végétation, par l'accumulation trop considérable de produits de décomposition nuisible à son développement. C'est ainsi que la *fermentation lactique est arrêtée, au bout de peu de temps, par la formation de l'acide lactique*. Il faut, pour qu'elle puisse se continuer, ajouter au liquide une quantité suffisante de craie ou de blanc de zinc, afin de neutraliser l'acide au fur et à mesure de sa formation. (*Leçons sur les bactéries*, par M. DE BARY. Traduites et annotées par M. Wasserzug, p. 106.)

Dans d'autres espèces, en particulier dans les espèces à endospores, on peut dire que les spores ne se forment que lorsque le substratum nécessaire à la végétation de l'espèce a été épuisé, autrement dit, lorsqu'il est devenu impropre à cette végétation.

On peut se demander s'il faut chercher la raison de ce phénomène dans ce fait, que les éléments nutritifs utiles ont été consommés en totalité, *ou bien parce qu'il y a eu accumulation des produits d'élimination*, ou bien encore, etc..... (*Leçons sur les bactéries*, par M. DE BARY. Traduites par M. Wasserzug, p. 109.)

M. Duclaux, s'occupant de la culture de l'*aspergillus niger*, dans le milieu nourricier composé par M. Raulin, dit : « L'introduction de 1 gramme de fer dans le milieu nutritif amène une augmentation de plus de 800 gr. dans la récolte. Malgré cette ressemblance, le rôle du zinc et celui du fer sont tout à fait différents. Le zinc entre dans la plante, comme élément constitutif de ses tissus. Le fer ne paraît utile que parce qu'il détruit ou annihile, au fur et à mesure de sa production, un poison sécrété par la plante. En s'accumulant dans le liquide, ce poison finirait par la tuer ; *c'est une de ces excrétions que tous les êtres vivants produisent, et dont ils doivent à tout prix se débarrasser*. (*Le Microbe et la maladie*, par E. Duclaux, p. 69.)

« La bactéridie, suivant M. Toussaint, déposerait dans le sang des animaux, où elle se multiplie, une matière qui peut devenir son propre vaccin. Par la philtration à froid, dans un cas, par la chaleur de 55 degrés dans l'autre, on éloigne ou on tue la bactéridie. Dès lors, l'inoculation du sang philtré ou l'inoculation du sang chauffé, introduirait dans le corps des animaux inoculés la matière vaccinale privée de bactéridies ; M. Toussaint mêlait, en outre, arbitrairement à ses explications la croyance à une prétendue action phlogogène du sang charbonneux. Si l'exposition de M. Toussaint eût été fondée, la question des virus-vaccins, telle que je l'ai présentée, aurait été tout entière à reprendre. »

Ce que nous venons de transcrire se trouve dans une note lue par M. Pasteur à l'Académie des sciences où il s'occupe de prouver que l'interprétation donnée par M. Toussaint n'est pas admissible. A la fin de la lecture de cette communication, M. Bouley déclare que M. Toussaint avait plus tard reconnu que son interprétation avait été erronée. Pourtant, aujourd'hui, après six ans, M. Pasteur n'est plus aussi sûr de son ancienne théorie, puisque, comme on le lira dans une note qu'il adressait dernièrement à l'Académie, au sujet du vaccin rabique, il est disposé à revenir sur les expériences qu'il avait faites à propos d'une interprétation semblable à celle de M. Toussaint, et qu'il avait lui aussi conçue dans les phénomènes qui accompagnent le vaccin du choléra des poules. (L'AUTEUR.)

« Tandis que les (bactéries) sont toutes susceptibles de décomposer certaines combinaisons organiques contenant de l'azote, elles peuvent à leur tour produire certains composés chimiques qui dans quelques cas sont bien définis pour une espèce déterminée. Tel est le cas des diverses bactéries qui se rapportent aux fermentations lactiques et butyriques, ainsi qu'à la production des acides appartenant aux séries aromatiques. Pour beaucoup de bactéries qui se rattachent à la putréfaction et aussi pour beaucoup d'organismes pathogènes, ces produits chimiques ont un effet nuisible. De petites quantités empêchent leur développement et des proportions plus grandes de ces substances les tuent complètement. » (*Microbes et maladies*, par le Dr E. KLEIN, pp. 54 et 55.)

CHAPITRE III

1° Toute maladie infectieuse est l'effet du trouble produit dans l'organisme animal par la soustraction des substances nécessaires à son économie, soustraction faite pour nourrir les fonctions vitales de nombreux micro-organismes.

2° L'état d'immunité plus ou moins prolongé, chez l'individu qui a été atteint d'une maladie infectieuse, n'est pas l'effet d'une condition négative de son économie ; c'est-à-dire, ce n'est pas parce que son organisme est privé des substances nécessaires à la vie du microbe, cause de cette maladie, mais bien parce qu'il y a dans cet organisme des leucomaïnes du même microbe. Et tant que ces leucomaïnes resteront chez lui, il jouira de l'immunité contre la maladie.

3° La vaccination, pour prévenir une maladie infectieuse, doit donc consister à introduire dans l'organisme, par un moyen artificiel, les leucomaïnes du microbe qui produit la maladie que l'on veut prévenir.

4° La production de ces leucomaïnes pourra être obtenue, soit au moyen de ce qu'on a appelé jusqu'ici une culture, soit en introduisant le même microbe dans un milieu de l'organisme animal où ce microbe ne puisse se propager, ayant pourtant une vie d'une durée suffisante pour produire la quantité de leucomaïnes nécessaire pour assurer l'immunité (1).

(1) On oubliait qu'il faut tenir compte, non seulement des qualités du virus, mais encore de la manière dont on le met en rapport avec l'économie animale. Or, pour juger, *a priori*, l'œuvre de M. Ferran, si tant est qu'œuvre il y ait, il est absolument nécessaire d'être parfaitement familiarisé avec ce principe, établi surtout par les travaux de l'École lyonnaise, à savoir que *la voie d'introduction des virus peut exercer une influence considérable sur leurs effets.*

Développons et démontrons cette proposition.

Tels virus, comme ceux de la morve, du sang de rate, etc., manifestent leurs effets sur les animaux doués de la plus grande réceptivité, toujours avec la même activité, quelle que soit la voie par laquelle ils pénètrent dans l'économie animale.

Qu'on les dépose dans le tube digestif, le torrent circulatoire, les couches profondes de l'épiderme, le tissu conjonctif sous-cutané, ils produisent toujours la morve ou le sang de rate malin, le plus souvent mortel.

Mais cette indifférence du virus, à l'égard des voies qui l'introduisent dans l'économie animale, n'est pas un fait général. Avec le virus-vaccin, par exemple, les études de M. Chauveau ont démontré que les choses vont autrement.

Sur les animaux de l'espèce bovine, l'inoculation cutanée superficielle fait naître des pustules caractéristiques. Mais l'injection sous-cutanée ne les produit jamais et développe seulement une tumeur plus ou moins volumineuse du tissu conjonctif. Dans les deux cas, les animaux sont bel et bien vaccinés, car les inoculations cutanées ultérieures avortent complétement. Enfin, si vous injectez le virus dans le torrent circulatoire, vous ne produirez aucun effet, l'action sur l'animal sera nulle, à tel point que, si vous le réinoculez à la peau par piqûres superficielles, celles-ci deviendront le siège de magnifiques pustules vaccinales.

Sur l'espèce chevaline, le virus-vaccin se comporte de la même manière, mais avec une variante, dont la constatation a été bien précieuse, au point de vue des théories de l'immunité. Les injections intra-vasculaires de vaccins ne sont plus inactives, comme chez le bœuf, tantôt, cas le plus rare, l'activité du virus se traduit par la naissance d'un exanthème vaccinal plus ou moins semblable à ceux de la maladie naturelle.

Tantôt, cas le plus fréquent, il ne se manifeste aucun signe local ou général de maladie, sauf une très légère et très passagère élévation de température, mais l'injection crée, sur tous les sujets sans exception, l'im-

5° Si pendant l'état d'immunité produit par une maladie infectieuse l'individu jouit d'une parfaite santé, il
faut en déduire que les leucomaïnes des micro-organismes, qui ont causé la maladie, sont parfaitement
compatibles avec cet état de santé; et par conséquent la
vaccination faite par l'introduction directe des leucomaïnes ne doit pas donner, dans ce cas, des symptômes
toxiques.

6° Seulement, si la vaccination se faisait par le microbe
lui-même, il faudrait accepter la présence de symptômes
morbides (1).

munité vaccinale, en sorte qu'il n'est plus possible de faire naître des
boutons de vaccine en pratiquant des inoculations à la peau par piqûres
sous-épidermiques.

M. Chauveau appelle tout particulièrement l'attention sur ce dernier
point, quand on veut créer l'immunité contre une maladie, il n'est pas
nécessaire *de faire naître cette maladie ou un ensemble de symptômes plus
ou moins atténués.*

L'atténuation des effets pourra être portée au point de rendre la maladie
absolument méconnaissable, au point qu'on pourra même dire qu'il n'y
a pas de maladie du tout, et cependant l'immunité déterminée par ce sem-
blant de maladie artificielle n'en sera pas moins sûre. (Congrès de Grenoble. *Le Temps*, 16 août 1885.)

(1) « Si l'on prend un lot de cobayes et si on leur injecte une quantité
moitié moindre que la dose qui suffirait à les tuer, ils acquièrent une immunité qui les rend capables de résister à des doses qui, auparavant, les
auraient infailliblement tués. Pour que ce résultat soit mis hors de doute,
on n'a qu'à prendre deux lots de cobayes du même âge, un des lots ayant
été préalablement doué d'immunité au moyen d'injections. Si l'on injecte
aux individus de ces deux lots des doses mortelles, ceux qui ont été préalablement cholérisés résistent, tandis que les autres succombent ou deviennent gravement malades.

» Effets du microbe chez l'homme : L'injection dans la région du triceps
brachial, de 8 gouttes d'une culture virulente très fraîche, donne lieu à
une tumeur douloureuse et chaude, qui empêche les mouvements du bras;
la suite de cet état est une fièvre localisée qui disparaît bientôt spontanément; 3 heures après l'injection l'évolution de cette phlegmasie commence, se continue pendant 24 heures environ et, après ce temps, tout
malaise disparaît presque complètement, sans que jamais on y remarque
ni phlegmons ni escarres.

» Lorsque l'on injecte 0°°,5, dans chaque bras, les symptômes locaux s'ac-

centuent, et des symptômes généraux apparaissent. En égard aux caractères les plus saillants du tableau observé chez chaque individu, on par-
vient à dresser un tableau général, dont la ressemblance avec celui du
vrai choléra n'est plus à contester...

. . . .

» Si, six ou huit jours après l'injection de $0^{gr},5$, sur chaque bras, on
réinjecte sur le même sujet cette même dose, au même degré de virulence,
les symptômes généraux disparaissent; des symptômes locaux bien moins
accentués sont à peine remarqués.

» De ces faits, aussi tranchés et si faciles à reproduire, on est en droit
de conclure : 1° la possibilité de la cholérisation, chez l'homme comme
chez les cobayes, par la voie hypodermique ; 2° que la prophylaxie de la
cholérisation s'obtient au moyen d'injections à virulence ou à doses gra-
duées. » (FERRAN, *Sur l'action pathogène et prophylactique du bacille-
virgule, Académie des sciences*, 13 avril 1885.)

En lisant cette note de M. Ferran et celle du 18 janvier 1886, que l'on
trouvera plus loin, on comprendra pourquoi à la première période de vaccination cholérique, les personnes vaccinées ont éprouvé des symptômes
morbides, tandis qu'après, dans la dernière période, elles n'en ressentaient
pas.

Au moment où il écrivait la première note, il vaccinait avec le virus
fort, c'est-à-dire avec le microbe vivant.

Plus tard, il ne vaccinait qu'avec les leucomaïnes du bacille-virgule.
(Note de l'auteur.)

DEUXIÈME PARTIE

DÉMONSTRATION DE LA THÉORIE

DEUXIÈME PARTIE

DÉMONSTRATION DE LA THÉORIE

CHAPITRE PREMIER

LE VACCIN DU CHOLÉRA DES POULES

La vaccination du virus atténué du choléra des poules, d'après la méthode de M. Pasteur, a été le sujet de plusieurs notes communiquées à l'Académie des sciences à des époques différentes. Pour en rendre la lecture plus facile, je transcris ici, comme résumé de ces notes, l'exposé qui a été fait de cette méthode dans un livre dont le succès a été, à juste titre, très grand et dont je ne crois pas que la fidélité puisse être contestée (1). Dans l'appendice on trouvera *in extenso* tous les passages des notes envoyées par M. Pasteur à l'Académie où il expose cette méthode.

« Certes, parmi les fléaux qui affligent l'humanité, il n'en est pas de plus grands que les maladies virulentes. Rougeole, scarlatine, diphtérie, variole, syphilis, charbon, fièvre jaune, typhus des camps, peste d'Orient, quelle terrible énumération ! J'en passe, comme la

(1) *Histoire d'un savant par un ignorant.*

morve, la lèpre et la rage. L'histoire de ces maladies présente des circonstances extraordinaires. La plus étrange assurément est celle que de tout temps l'on a constatée chez un grand nombre d'entre elles : l'absence de récidive. En règle générale, et malgré quelques rares exceptions, l'homme n'a qu'une fois la rougeole, la scarlatine, la peste, la fièvre jaune. Quelle explication, même hypothétique, donner d'un pareil fait? Il est quelque chose de plus surprenant encore. Comment la vaccine, qui est elle-même une maladie virulente, mais bénigne, préserve-t-elle d'une maladie plus grave, la petite vérole? Fut-il jamais une observation plus mystérieuse dans ses causes et dans ses origines, observation unique dans l'histoire de la médecine et qui, depuis près d'un siècle, défie toute comparaison?

« Mais, se disait M. Pasteur, songeant depuis longtemps à la découverte de Jenner, si toutes les maladies virulentes ne récidivent pas, pourquoi ne trouverait-on pas, pour chacune d'elles, des maladies différentes ou de nature approchante qui, agissant sur elles, ainsi que la vaccine agit sur la variole, aurait la vertu d'une prophylaxie? Un hasard, un de ces hasards qui arrivent à ceux qui font tout pour les provoquer, permit à M. Pasteur d'accomplir ce progrès et d'arriver à une découverte qui a été appelée à juste titre une des plus grandes découvertes du siècle.

« Faisant passer le microbe du choléra des poules de culture en culture dans un milieu artificiel, et le faisant passer un nombre de fois assez grand pour qu'il soit impossible d'imaginer que la moindre trace de gouttelette virulente qui sert de point de départ aux cultures existe encore dans le dernier ensemencement de façon à pouvoir intervenir dans la virulence de la culture, M. Pasteur donnait d'une façon absolue la preuve que les microbes infectieux sont seuls les auteurs des maladies qui leur correspondent. Ce n'est pas seulement une dizaine ou une vingtaine de cultures du choléra des poules que l'on peut faire ainsi, mais cent, mais mille à la rigueur, et à la millième la virulence n'est ni éteinte, ni même sensiblement affaiblie. Toutefois, chose bien digne d'attention, la conservation de la virulence dans les cultures successives n'existe *que si l'on n'a pas laissé d'intervalle entre les cultures*. Il faut, par exemple, ensemencer la deuxième culture vingt-quatre heures après la première, la troisième vingt-quatre heures après la seconde,... la centième vingt-quatre heures après la quatre-vingt-dix-neuvième... Si on ne passe d'une culture à la suivante qu'après un intervalle de plusieurs jours, *de plusieurs semaines, et surtout de plusieurs mois*, on s'aperçoit d'un grand changement dans la virulence. Le changement, qui est généralement variable avec la durée de l'intervalle, s'accuse par un affaiblissement dans la puissance de la virulence.

« Si les cultures successives du choléra des poules, faites à intervalles très courts, ont une virulence telle que dix poules, vingt poules inoculées périssent dans l'intervalle de vingt-quatre ou de quarante-huit heures, une culture qui aura attendu trois mois, par exemple, dans son flacon de culture, dont l'ouverture est protégée par une bourre de coton, — ce qui empêche l'introduction de tout germe étranger et ne laisse pénétrer que de l'air toujours pur, — cette culture, inoculée à vingt poules, pourra les rendre toutes plus ou moins malades, *sans provoquer la mort chez aucune d'elles*. Elles se rétablissent après quelques jours de fièvre, de tristesse et de manque d'appétit. Mais si ce phénomène est extraordinaire, voici qui est bien autrement singulier. Si, après la guérison de ces vingt poules, on les réinocule avec un virus très virulent, celui, par exemple, dont il était question tout à l'heure, capable de tuer vingt poules sur vingt, en vingt-quatre ou quarante-huit heures, ces poules seront peut-être quelque peu malades, mais elles ne périront pas. La conclusion est simple : la maladie peut se préserver d'elle-même. Elle a bien l'un des caractères des maladies virulentes, celui de la non-récidive.

» Si curieux qu'il soit, ce caractère n'est pas cependant une chose inconnue en pathologie. On variolisait autrefois pour préserver de la variole ; on clavelise encore les moutons pour les préserver de la clavelée ; pour préserver de la péripneumonie les bêtes à cornes, on leur inocule le virus de la péripneumonie elle-même. Le choléra des poules offre une immunité du même ordre. C'est une acquisition scientifique de plus, mais ce n'est pas une nouveauté de principe.

» La grande nouveauté, qui se dégage des faits précédents et qui leur donne une place à part dans nos connaissances sur les maladies virulentes, c'est qu'il s'agit ici d'une maladie dont l'agent virulent est un parasite miscroscopique, un être vivant, cultivable en dehors de l'économie et que l'atténuation de sa virulence est au pouvoir de l'expérimentateur. Il la crée, il la diminue, il en fait ce qu'il veut. Et toutes ces virulences variables, il les obtient à l'aide de la virulence maximum par une manipulation de laboratoire.

Rapproché du grand fait de la vaccine dans ses rapports avec la variole, ce microbe affaibli, qui n'amène pas la mort, se comporte comme un véritable vaccin, relativement au microbe qui tue. Il provoque, en définitive, une maladie que l'on peut appeler bénigne puisqu'elle ne détermine pas la mort et qu'elle peut préserver de la maladie sous sa forme mortelle.

» Mais, pour que ce microbe de virulence atténuée fût un véritable vaccin, comparable au vaccin du *cow-pox*, ne fallait-il pas qu'il fût, si l'on peut ainsi parler, fixé dans sa variété propre et qu'on ne fût point contraint de recourir à sa préparation d'origine ? Jenner, quand il eut démontré que le *cow-pox* inoculé préservait de la variole, eut quelque temps la crainte que l'on ne fût obligé d'avoir toujours recours au *cow-pox* de la vache pour se procurer du vaccin. Sa véritable découverte consista à constater que l'on pouvait se passer du *cow-pox* de la vache et inoculer le vaccin de bras à bras. M. Pasteur fit passer son microbe atténué de culture en culture. Qu'allait-il devenir ? Reprendrait-il sa virulence très active ou conserverait-il sa virulence discrète ?

» La virulence resta affaiblie et pour ainsi dire sans changement. C'était donc bien un véritable vaccin. Quelques vétérinaires et quelques fermiers, à l'annonce de cette découverte, s'adressèrent à M. Pasteur pour lui demander du vaccin contre la maladie si désastreuse des basses-cours. Des essais furent tentés, et tous réussirent on ne peut mieux. Pour conserver ce vaccin, on le met à l'abri du contact de l'air, on enferme ses cultures dans des tubes à extrémités scellées à la flamme du chalumeau.

» Avant le moment où l'on arrive à cette atténuation de la virulence, à cet intervalle de temps volontairement placé entre deux cultures successives de ce microbe du choléra, de cet intervalle qui fait l'atténuation et les vaccins, que se passe-t-il donc ? *Quel est le secret de cette influence ? Eh bien ! l'agent qui intervient n'est autre que l'oxygène de l'air !* La preuve, la voici. Si l'on pratique la culture de ce microbe dans un tube contenant très peu d'air, et si l'on ferme ensuite ce tube à la flamme de la lampe, le microbe, par son développement et sa vie, prend promptement tout l'*oxygène* libre contenu dans le tube et l'*oxygène dissous* dans le liquide. Placé ainsi complétement à l'abri du contact de l'oxygène, le microbe, durant des mois et quelquefois même durant des années, ne s'atténuera pas sensiblement.

» L'oxygène de l'air apparaît donc comme la cause de la modification de la virulence du microbe.

» Mais comment expliquer alors la non-influence de l'oxygène de l'air dans les cultures successives quand on les pratique toutes les vingt-quatre heures ? Il n'y a qu'une explication possible, dans la pensée de M. Pasteur, c'est que l'oxygène de l'air est dans ce dernier cas uniquement employé à la vie du microbe. Une culture a une durée de quelques jours ; après vingt-quatre heures, elle n'est pas terminée. L'air qui vient à son contact est donc employé tout entier à nourrir et à faire pulluler le microbe. L'air n'agit plus ensuite, durant ces longs intervalles de culture, que comme un modificateur, et il arrive un moment où la virulence s'affaiblit au point de devenir nulle.

» On constate alors ce fait bien extraordinaire que la virulence peut arriver à ce degré de nullité, avant qu'il y ait mort du microbe. Les cultures offrent le spectacle d'un microbe indéfiniment cultivable, incapable d'un autre côté de vivre dans le corps des gallinacés, et qui est par conséquent dépourvu de virulence (1). »

Le microbe est un être vivant. Dans le développement de tout être ou végétal ou animal, il y a deux choses tout à fait différentes : l'une est le germe, l'autre est le végétal ou l'animal.

Les phénomènes ne sont pas les mêmes chez l'un et chez l'autre. Le sujet ne peut pas interrompre sa vie ; celle-ci ayant commencé doit continuer jusqu'à sa fin ; la durée de cette vie étant toujours limitée.

Tandis que, quelquefois, le germe peut rester un temps assez long, inconnu, dans l'état de germe ; il peut aussi périr sans avoir vécu, c'est-à-dire perdre la faculté de passer de sa vie latente à la vie réelle.

M. Pasteur dit que les microbes qu'il inocule sont atténués et que cette atténuation est due à l'action de l'oxygène.

(1) *Histoire d'un savant par un ignorant.* (Le vaccin du choléra des poules, p. 287.)

D'abord il faudrait savoir ce que c'est que l'atténuation?

On ne l'explique pas, on dit tout bonnement que le microbe atténué ne tue plus, et que ses propriétés ayant changé, son action devient thérapeutique.

Le microbe a-t-il absolument changé d'*espèce*, le phénomène, par exemple, est-il pareil à celui qui se produirait si un poirier devenait cerisier?

Ce n'est pas probable; l'oxygène étant, selon M. Pasteur, nécessaire à la naissance et au développement du microbe, on doit en déduire qu'il doit non seulement convenir, mais encore être indispensable à sa vie, car tel est le cas dans les organismes que nous connaissons le mieux.

A mon avis, l'oxygène agit sur ce microbe, mais d'une façon bien plus simple et tout à fait connue.

M. Pasteur introduit le microbe dans du bouillon, en permettant l'introduction de l'air au moyen d'un bouchon en coton.

C'est donc dans ces conditions que la vie du microbe se vérifie sous toutes ses phases comme germe et comme être.

Par conséquent, dans ces conditions, quand on sort un microbe de la première culture et qu'on le place dans un autre bouillon, il doit, se trouvant de nouveau dans toutes les conditions favorables, germer, se développer et vivre également comme dans la première culture, et ainsi de suite dans toutes les autres cultures qui peuvent être innombrables (1).

(1) Koch a pu cultiver pendant deux ans des bacilles de la tuberculose provenant d'une même souche et de les faire passer par près de cent générations sans constater la moindre atténuation dans leurs effets. (*Recherches sur le microbe du choléra asiatique*, par le Dr Van Ermengem.)

Dans ces conditions de parfaite vie, les microbes devraient tuer l'individu, si on les introduisait dans un milien qui soit favorable à leur développement, comme il arriverait par le contact naturel.

Voyons maintenant comment agit M. Pasteur pour avoir le virus *atténué*. Il laisse une de ses cultures dans son même bouillon pendant plusieurs semaines, jusqu'à trois mois, et lorsqu'à cette époque on inocule les poules elles ne meurent plus, elles sont vaccinées.

L'explication la voici :

M. Pasteur en laissant dans le même bouillon une culture de microbes, limite les éléments qui sont nécessaires à leur vie, il ne leur laisse qu'un des éléments pouvant se renouveler, *l'air qui doit leur fournir son oxygène.*

Que doit-il arriver alors ? les microbes vivront jusqu'à ce qu'ils aient complètement absorbé toutes les substances alimentaires qu'ils peuvent retirer du bouillon et ils mourront aussitôt que ces substances seront entièrement épuisées (1).

Ces microbes seraient morts tout à fait de la même façon que cela arriverait à des hommes enfermés dans une chambre ; ils deviendraient malades, l'un mourrait après l'autre, mais aucun ne survivrait.

Si le microbe est mort, ce n'est pas à lui qu'il faut attribuer l'action de l'immunité, et comme les seules choses contenues dans ce bouillon, qui ne s'y trouvaient pas avant l'introduction des microbes, sont les produits d'élimina-

(1) En tout cas, la durée de vie des générations issues de la même souche paraît limitée ; la race semble s'épuiser au bout de quelque temps, surtout si on ne renouvelle pas constamment le milieu. (Dr E. Van Ermengen.)

tion de ces mêmes microbes, soit les *leucomaines*, c'est à ces produits qu'il faut attribuer l'action curative don t parlait M. Pasteur à l'Académie (1).

L'éloignement des semences implique une durée plus longue d'une culture dans un même bouillon, et ceci implique également l'amoindrissement des quantités de nourriture pour une même quantité de microbes.

Si dans 100 centimètres cubes de bouillon on fait une culture et qu'au bout de 24 heures on change le bouillon, la culture de micro-organismes aura en 100 centimètres cubes par jour.

Si on laisse cette culture 100 jours dans les mêmes 100 centimètres cubes de bouillon, cette culture aura seulement 1 centimètre cube par jour, soit 1/100 de ce qu'elle avait eu dans le premier cas.

Quel effet produit la diminution de nourriture chez tout être organisé et vivant?

Elle ne peut que diminuer la vie, c'est-à-dire rapprocher de la mort. C'est le seul phénomène qui puisse se produire dans les cultures de M. Pasteur.

Du reste, ne l'avoue-t-il pas lui-même quand il dit : « Les virus les plus atténués sont très proches de la mort. »

Ce qui doit nécessairement se passer dans une de ces cultures à longue date, c'est qu'au début, les micro-organismes exercent leurs fonctions avec tout le pouvoir que leurs facultés leur permettent, mais au bout d'un temps, la nourriture devenant de plus en plus rare, leur vie

____

(1) Voyez notre chap. IV, *Du retour à la virulence.*

deviendra pénible et affaiblie, et ils arriveront fatalement
à la mort (1).

Comment expliquer maintenant ce qui se passe dans le
tube que M. Pasteur ferme hermétiquement après l'avoir
rempli de bouillon et culture de microbe ?

La seule différence de cette culture avec l'autre c'est
que celle-ci est fermée, c'est-à-dire que la présence de
l'air y est impossible. Dans cette culture il doit y avoir
deux choses : la *plante* et le *germe*. La plante, si l'air n'est
pas nécessaire à sa vie, vivra jusqu'à complet épuisement
de toutes les substances du bouillon dont elle a besoin.
Si l'air lui est nécessaire, elle mourra aussitôt enfermée.

Toutefois au bout d'un laps de temps plus ou moins
long, elle périra indubitablement.

Mais quant au germe, c'est tout à fait différent.

Si le germe a besoin soit d'air, soit d'oxigène pour germer, et qu'on le prive de la présence, du contact de l'un
ou l'autre de ces éléments, il restera à l'état de germe,
un an ou deux, jusqu'au moment où il se trouvera en présence de cet élément vivificateur qui lui manquait.

Ce moment arrivé, le germe deviendra microbe, la vie
recommencera, et la culture faite à cette époque sera
nécessairement mortelle, car il y aura des microbes vivants.

Il se passe exactement la même chose dans ce cas que
si l'on enfermait du vin hermétiquement : ce vin contient
des germes qui restent dans leur état de germe jusqu'à
ce que le moment arrive de se trouver en présence de

(1) La mort du parasite est d'ailleurs une circonstance habituelle et
constante toutes les fois qu'avant la reprise des cultures on laisse s'écouler
un temps suffisant. (PASTEUR, *Comptes rendus de l'Académie des Sciences*,
26 oct. 1880.)

l'oxygène de l'air comme l'a prouvé Gay-Lussac, et à ce moment même, de germes ils se transforment en micodermes et produisent les fermentations spéciales de chaque mycoderme; il en est donc de même pour les microbes et germes enfermés dans le tube Pasteur, ils ont la faculté de conserver leur virulence.

CHAPITRE II

VACCINATION CHARBONNEUSE

« Dans des communications récentes, j'ai fait connaître, dit M. Pasteur (1), le premier exemple d'atténuation d'un virus par les seules ressources de l'expérimentation. Formé d'un microbe spécial d'une extrême petitesse, ce virus peut être multiplié par des cultures artificielles, en dehors du corps des animaux. Ces cultures, abandonnées sans contamination possible de leur contenu, éprouvent, avec le temps, des modifications plus ou moins profondes dans leur virulence. L'oxygène de l'air s'est offert à nous comme le principal auteur de ces atténuations, c'est-à-dire de ces amoindrissements dans la facilité de multiplication du microbe; car il est sensible que la virulence se confond, dans ses activités diverses, avec les diverses facultés de développement du parasite dans l'économie.

» Il n'est pas besoin d'insister sur l'intérêt de ces résul-

(1) Communication à l'Académie des sciences (séance du 28 février 1881).

tats et de leurs déductions. Chercher à amoindrir la virulence par des moyens rationnels, c'est fonder, sur l'expérimentation, l'espoir de préparer avec des virus actifs, de facile culture dans le corps de l'homme ou des animaux, des virus-vaccins de développement restreint, capables de prévenir les effets mortels des premiers. Aussi avons-nous appliqué tous nos efforts à la recherche de la généralisation possible de l'action de l'oxygène de l'air dans l'atténuation de virus.

» Le virus charbonneux, étant l'un des mieux étudiés, devait le premier attirer notre attention. Toutefois, nous allions nous heurter dès l'abord à une difficulté.

» Entre le microbe du choléra des poules et le microbe du charbon, il existe une différence essentielle qui ne permet pas de calquer rigoureusement la nouvelle recherche sur l'ancienne. Le microbe du choléra des poules, en effet, ne paraît pas se résoudre, dans ses cultures, en véritable germe. Dans celles-ci, ce ne sont que cellules ou articles toujours prêts à se multiplier par scission, sans que les conditions particulières où ils donnent de vrais germes soient connues (1).

» La levure de bière est un exemple frappant de ces productions cellulaires pouvant se multiplier indéfiniment, sans apparition de leurs spores d'origine.

» Il existe beaucoup de mucédinées à mycéliums tubuleux qui, dans certaines conditions de culture, donnent des chaînes de cellules plus ou moins sphériques, appelées *conidies*. Celles-ci, détachées de leurs branches, peuvent

(1) « J'ai fait observer antérieurement que les petits articles du microbe se résolvent en granulations de très petit diamètre. Il est difficile que ces granulations soient les vrais germes des articles, puisque, avec le temps, il y a mort de microbe. Seraient-elles des granulations sans vitalité propre? »

se reproduire sous la forme de cellules, sans jamais faire apparaître, à moins d'un changement dans les conditions de culture, les spores de leurs mucédinées respectives.

» On pourrait comparer ces organisations végétales aux plantes qu'on multiplie par boutures, et dont on ne fait point servir les fruits et les graines à la reproduction de la plante mère.

» La bactéridie charbonneuse, dans ses cultures artificielles, se comporte bien différemment. *Ces filaments mycéliens, si l'on peut ainsi dire, se sont à peine multipliés pendant 24 ou 48 heures qu'on les voit se transformer, principalement ceux qui ont le libre contact de l'air, en corpuscules ovoïdes très réfringents pouvant s'isoler peu à peu et constituer de véritables germes du petit organisme.*

» *Or, l'observation démontre que ces germes, si vite formés dans les cultures, n'éprouvent avec le temps de la part de l'air atmosphérique aucune altération, soit dans leur vitalité, soit dans leur virulence.* Je pourrais présenter à l'Académie un tube contenant des spores d'une bactéridie charbonneuse formée il y a 4 ans, le 21 mars 1877. Chaque année, on essaie la germination des petits corpuscules et chaque année cette germination se fait avec la même facilité et la même rapidité qu'à l'origine; chaque année également on éprouve la virulence de nouvelles cultures et elles ne manifestent aucun affaiblissement apparent. Dès lors, comment tenter l'action de l'air atmosphérique sur le virus charbonneux dans l'espoir de l'atténuer?

» Le nœud de la difficulté est peut-être tout entier dans le fait de cette production rapide des germes de la bactéridie que nous venons de rappeler. Sous sa forme filamenteuse et dans sa multiplication par scissions, cet organisme n'est-il pas de tout point comparable au microbe du choléra des poules? Qu'un germe proprement dit, qu'une graine ne subisse de la part de l'air aucune modification, cela se conçoit aisément, mais on conçoit non moins aisément que, s'il doit y avoir un changement, celui-ci porte de préférence sur un fragment mycélien. *C'est ainsi qu'une bouture qui serait abandonnée sur le sol, au contact de l'air, ne tarderait pas à perdre toute vitalité, tandis que, dans ces conditions, la graine se conserverait, prête à reproduire la plante.* Si ces vues ont quelque fondement, nous sommes conduits à penser que, pour éprouver l'action de l'oxygène de l'air sur la bactéridie charbonneuse, il serait indispensable de pouvoir soumettre à cette action le développement mycélien du petit organisme, *dans des circonstances où il ne pourrait fournir le moindre corpuscule-germe. Dès lors, le problème qui consiste à faire subir à la bactéridie l'action de l'oxygène revient à empêcher intégralement la formation des spores.* La question ainsi posée, nous allons le reconnaître, est susceptible de recevoir une solution.

» On peut en effet empêcher les spores d'apparaître dans les cultures artificielles du parasite charbonneux par divers artifices. A la température la plus basse à laquelle ce parasite se cultive, c'est-à-dire vers $+ 16°$, la bactéridie ne prend pas de germes, tout au moins pendant un temps très long. Les formes du petit microbe à cette limite inférieure de son développement sont irrégulières, en boules, en poires, en un mot monstrueuses, mais dépourvues de spores. Il en est de même sur ce dernier point aux températures les plus élevées encore compatibles avec la culture du parasite, températures qui varient un peu suivant les milieux.

» Dans le bouillon neutre de poule, la bactéridie ne se cultive plus à 45°. Sa culture y est facile, au contraire, et abondante, de 42° à 43°, mais également sans formation possible de spores. *En conséquence, on peut maintenir au contact de l'air pur, entre 42° et 43° une culture mycélienne de bactéridie entièrement privée de germes.*

» Alors, apparaissent les très remarquables résultats suivants : *après un mois d'attente environ, la culture est morte, c'est-à-dire que, semée dans le bouillon récent, il y a stérilité complète.* La veille et l'avant-veille du jour où se manifeste cette impossibilité de développement, et tous les jours précédents, dans l'intervalle d'un mois, la reproduction de la culture est, au contraire, facile. Voilà pour la vie et la nutrition de l'organisme. En ce qui concerne sa virulence, on constate ce *fait extraordinaire que la bactéridie en est dépourvue déjà après 8 jours de séjour, à 42°-43° et ultérieurement* ; du moins ses cultures sont inoffensives pour le cobaye, le lapin et le mouton, trois des espèces animales les plus aptes à contracter le charbon. Nous sommes donc en possession, non pas seulement de l'atténuation de la virulence, mais de sa suppression en apparence complète, par un simple artifice de culture.

» En outre, nous avons la possibilité de conserver et de cultiver, à cet état inoffensif, le terrible microbe. Qu'arrive-t-il dans ces 8 premiers jours à 43° qui suffisent à priver la bactéridie de toute virulence ? Rappelons-nous que le microbe du choléra des poules, lui aussi, périt dans ses cultures au contact de l'air, en un temps

bien plus long, il est vrai, mais que dans l'intervalle il
éprouve des atténuations successives. Ne sommes-nous
pas autorisés à penser qu'il en doit être de même du microbe du charbon? Cette prévision est confirmée par l'expérience.

» Avant l'extinction de sa virulence, le microbe du charbon passe par des degrés divers d'atténuation et d'autre
part, ainsi que cela arrive également pour le microbe du
choléra des poules, chacun de ces états de virulence atténuée peut être reproduit par la culture. Enfin, puisque,
d'après une de nos récentes communications, le charbon
ne récidive pas, chacun de nos microbes charbonneux atténué constitue pour le microbe supérieur un vaccin, c'est-
à-dire un virus propre à donner une maladie plus bénigne. Quoi de plus facile dès lors que de trouver dans ces
virus successifs des virus propres à donner la fièvre charbonneuse aux moutons, aux vaches, aux chevaux sans les
faire périr et pouvant les préserver ultérieurement de la
maladie mortelle? Nous avons pratiqué cette opération
avec un grand succès sur les moutons. Dès qu'arrivera
l'époque du parquage des troupeaux dans la Beauce, nous
en tenterons l'application sur une grande échelle.

» Déjà M. Toussaint a annoncé qu'on pouvait préserver
les moutons par des inoculations préventives; mais, lorsque cet habile observateur aura publié ses résultats, au
sujet desquels nous avons fait des études approfondies,
encore inédites, nous ferons voir toute la différence qui
existe entre les deux méthodes, l'incertitude de l'une, la
sûreté de l'autre. Celle que nous faisons connaître a, en
outre, l'avantage très grand de reposer sur l'existence de
virus-vaccins cultivables à volonté, qu'on peut multiplier

à l'infini dans l'intervalle de quelques heures, sans avoir jamais recours à du sang charbonneux (1). »

En admettant ma théorie, l'explication devient très facile.

M. Pasteur a prouvé que le corpuscule-germe du microbe du charbon ne prenait pas naissance au contact de l'air. Ces corpuscules restaient dans le bouillon de culture, prêts à naître au moment où ils se trouvaient en présence du liquide nouveau.

Il fallait donc les stériliser pour avoir le microbe seul. C'est ce que M. Pasteur fit, et dès ce moment, le microbe demeurant dans un bouillon pendant plusieurs jours ou semaines, ne pouvant plus se reproduire, ayant son aliment limité, devait nécessairement périr, et le cas devenait tout à fait semblable à celui du choléra des poules.

(1) *De l'atténuation des virus et de leur retour à la virulence*, communication de MM. Pasteur, Chamberland et Roux, à l'Académie des sciences, 28 février 1881.

CHAPITRE III

PROPHYLAXIE DE LA RAGE

La prophylaxie de la rage au moyen des vaccinations est un résultat qui fait à juste titre l'admiration du monde, et le plus grand honneur au savant qui l'a découverte.

Les circonstances qui accompagnent cette méthode et les observations que M. Pasteur vient de publier sont encore une confirmation de la nouvelle théorie.

D'après une note envoyée par M. Pasteur à l'Académie des sciences le 1er mars de cette année, *sur 350 individus auxquels on avait inoculé le vaccin de la rage, on n'a eu à constater aucun malaise, pas un phlegmon, pas un abcès*.

Dans un discours prononcé par M. Pasteur au Stanley-Club de Paris, à l'occasion d'un banquet qui lui était offert par la colonie anglo-américaine, l'illustre savant disait :

« J'ai acquis la certitude que le virus rabique est accompagné d'une *matière non virulente qui suffit à déterminer à elle seule*, par inoculation, l'état réfractaire à la rage. »

Ce n'est donc plus le microbe qui doit agir dans l'économie de l'homme pour produire l'immunité, c'est, selon M. Pasteur, dont l'autorité est incontestable, *une matière non virulente*, qui *à elle seule* produit ce bienfait.

Cette matière ne peut être autre chose que la leucomaïne du microbe de la rage : la leucomaïne accompagne nécessairement le microbe, et comme nous l'avons dit dans nos conclusions, elle doit être inoffensive pour l'homme.

Le système par lequel M. Pasteur élabore le vaccin de la rage consiste à inoculer à un lapin, par la trépanation sous la dure-mère, une moelle rabique de chien, à rage des rues.

Il fait ensuite passer le virus du premier lapin à un second, à un troisième, en arrivant à vingt et vingt-cinq passages, dans lesquels la virulence se conserve toujours.

Les moelles de tous ces lapins étant rabiques, il en détache des longueurs de quelques centimètres et il les suspend dans un air sec.

Dans ces conditions, la virulence de ces moelles disparaît lentement, et arrive à s'éteindre complètement.

C'est en délayant un morceau de ces moelles dans un bouillon, et en l'inoculant à l'individu, qu'on donne à celui-ci l'immunité.

Cette moelle, rabique puisqu'elle appartient à un lapin mort de la rage, doit contenir des microbes, et par conséquent des leucomaïnes, car, le virus rabique ayant proliféré chez le lapin jusqu'à produire sa mort, doit, nécessairement, avoir changé le milieu dans lequel il a été placé, et par suite, le virus rabique y a laissé ses leucomaïnes.

M. Pasteur prend un morceau de cette moelle et l'expose

à l'air pendant plusieurs jours, jusqu'à extinction complète de la virulence.

Dans ce cas, il n'y a plus de microbes vivants, mais il doit cependant y avoir des leucomaïnes.

Donc, si un morceau de cette moelle donne l'immunité, puisqu'il n'y a pas de microbes vivants, c'est aux leucomaïnes que l'immunité doit être attribuée.

C'est bien à peu près cette même explication que nous donne M. Pasteur quand il dit : « *Le virus rabique est accompagné d'une matière non virulente qui suffit à déterminer à elle seule l'état réfractaire à la rage.* »

A propos des expériences de M. Pasteur sur la rage, nous lisons dans la *Revue thérapeutique médico-chirurgicale*, feuilleton du 1er mai 1886 :

« Tous les malades par morsures de chiens peuvent être déclarés guéris.....

« Au contraire, les trois insuccès après morsures de loup enragé, ont fixé au plus haut point l'attention de M. Pasteur. — Il a définitivement abandonné cette opinion qu'il avait paru un moment accepter, qu'il y aurait une différence spécifique entre le virus rabique du loup et celui du chien ; opinion malaisée à défendre, puisque comme je l'ai fait remarquer une fois, le terrain reste le même à la domesticité près. — M. Pasteur adopte maintenant une explication bien plus plausible. — Le loup, dit-il, a fait des morsures plus profondes et plus nombreuses, il s'acharne sur sa victime, l'attaque souvent à la tête ou au visage : l'absorption est plus abondante, plus rapide. De là, une période d'incubation plus courte après les morsures de loups qu'après celles de chiens. — Tout le monde sera disposé à accepter une telle interprétation. »

Cette nouvelle explication, fournie par M. Pasteur, vient

à l'appui de notre opinion sur les différents degrés de virulence des microbes pathogènes. Comme nous le disons dans le chapitre où nous nous occupons des atténuations de virus : il n'y a que des microbes ayant plus ou moins de vitalité (1), comme résultat du milieu plus ou moins nutritif dans lequel ils se trouvent, et des bouillons de culture renfermant une quantité plus ou moins grande de microbes, et une quantité plus ou moins grande de leucomaïnes.

Les microbes ne sont pas en perpétuelle évolution, en état de variation continue, comme plusieurs micrologues le prétendent (2).

(1) Pasteur a prétendu que les bacilles du sang atténués par un séjour de trente jours à la température de 42° à 43° C., peuvent donner de nouvelles cultures de virus atténué. Cela, j'en doute, car j'ai trouvé que ces cultures donnaient au contraire des bacilles virulents. De même, les bacilles de telle culture qui est seulement un vaccin pour le mouton, inoculés à un cochon d'Inde, le tuent par le charbon et alors les nouveaux bacilles sont fatals aux moutons. (E. KLEIN, *Microbes et maladies*, p. 169.)

(2) Les cultures sont pareilles pour toutes les virulences. Si l'on croit parfois apercevoir de faibles changements, ils semblent bientôt n'être qu'accidentels, car ils s'effacent ou se produisent en sens inverse dans des cultures nouvelles. (*Académie des sciences*, 26 octobre 1880, communication de M. PASTEUR.)

CHAPITRE IV

DU RETOUR A LA VIRULENCE

Laissons d'abord la parole à M. Pasteur sur un problème d'un haut intérêt : le retour possible de la virulence des virus atténués ou même éteints.

« Nous venons d'obtenir, par exemple, une bactéridie charbonneuse privée de toute virulence pour le cobaye, le lapin et le mouton. Pourrait-on lui rendre son activité vis à vis de ces espèces animales? Nous avons préparé également le microbe du choléra des poules, dépourvu de toute virulence pour les poules. Comment lui rendre la possibilité d'un développement dans ces gallinacées?

» Le secret de ces retours à la virulence est tout entier, présentement, dans les cultures successives dans le corps de certains animaux.

» Notre bactéridie, inoffensive pour les cobayes, ne l'est pas à tous les âges de ces animaux; mais qu'elle est courte la période de la virulence! Un cobaye de plusieurs années d'âge, d'un an, de six mois, d'un mois, de quelques se-

4

maines, de huit jours, de sept, de six jours ou même
moins, ne court aucun danger de maladie et de mort par
l'inoculation de la bactéridie affaiblie dont il s'agit; celle-ci
au contraire, et tout surprenant que paraisse ce résultat,
tue le cobaye d'un jour.

» Il n'y a pas eu encore d'exception sur ce point dans
nos expériences. Si l'on passe alors d'un premier cobaye
d'un jour à un autre, par inoculation du sang de premier
au second, de celui-ci à un troisième, et ainsi de suite, on
renforce progressivement la virulence de la bactéridie, en
d'autres termes, son accoutumance à se développer dans
l'économie. Bientôt, par suite, on peut tuer les cobayes
de trois et de quatre jours, d'une semaine, d'un mois, de
plusieurs années, enfin les moutons eux-mêmes. La bactéridie est revenue à sa virulence d'origine. Sans hésiter,
quoique nous n'ayons pas eu encore l'occasion d'en faire
l'épreuve, on peut dire qu'elle tuerait les vaches et les
chevaux; puis, elle conserve cette virulence indéfiniment
si l'on ne fait rien pour l'atténuer de nouveau.

» En ce qui concerne le microbe du choléra des poules,
lorsqu'il est arrivé à être sans action sur ces dernières,
on lui rend la virulence en agissant sur de petits oiseaux :
serins, canaris, moineaux, etc., toutes espèces qu'il tue de
prime-saut. Alors, par des passages successifs dans le
corps de ces animaux, on lui fait prendre peu à peu une
virulence capable de se manifester de nouveau sur les
poules adultes. Ai-je besoin d'ajouter que, dans ce retour
à la virulence et chemin faisant, on peut préparer des
virus-vaccins à tous les degrés de virulence pour la bactéridie et qu'il en est ainsi pour le microbe du choléra? Cette question du retour à la virulence est du

plus grand intérêt pour l'étiologie des maladies contagieuses.

» Je terminais ma communication du 26 octobre dernier en faisant remarquer que l'atténuation des virus par l'influence de l'air doit être un des facteurs de l'extinction des grandes épidémies.

» Les faits qui précèdent, à leur tour, peuvent servir à rendre compte de l'apparition dite « spontanée » de ces fléaux.

» Une épidémie qu'un affaiblissement de son virus a éteinte peut renaître par le renforcement de ce virus sous certaines influences. Les récits que j'ai lus, d'apparitions spontanées de la peste, me paraissent en offrir des exemples, témoin la peste de Bengazhi, en 1856-1858, dont l'éclosion n'a pu être rattachée à une contagion d'origine.

» La peste est une maladie virulente propre à certains pays. Dans tous ces pays, son virus atténué doit exister, prêt à y reprendre sa forme active quand des conditions de climat, de famine, de misère, s'y montrent de nouveau. Il est d'autres maladies virulentes qui apparaissent spontanément en toutes contrées : tel est le typhus des camps. Sans nul doute, les germes des microbes, auteurs de ces dernières maladies, sont partout répandus. L'homme les porte sur lui ou dans son canal intestinal sans grand dommage, mais prêts également à devenir dangereux lorsque, par des conditions d'encombrement et de développement successif à la surface des plaies, dans les corps affaiblis ou autrement, leur virulence se trouve progressivement renforcée.

» Et voilà que la virulence nous apparaît sous un jour

nouveau qui ne laisse pas d'être inquiétant pour l'humanité, à moins que la nature, dans son évolution à travers
les siècles passés, ait déjà rencontré toutes les occasions de
production des maladies virulentes ou contagieuses, ce
qui est fort invraisemblable.

» Qu'est-ce qu'un organisme microscopique inoffensif
pour l'homme ou pour tel animal déterminé? C'est un
être qui ne peut se développer dans notre corps ou dans
le corps de cet animal; mais rien ne prouve que, si cet
être microscopique venait à pénétrer dans un autre des
mille et mille espèces de la création, il ne pourrait l'en-
vahir et le rendre malade. Sa virulence, renforcée alors
par des passages successifs dans les représentants de cette
espèce, pourrait devenir en état d'atteindre tel ou tel
animal de grande taille, l'homme ou certains animaux
domestiques. Par cette méthode, on peut créer des virulences et des contagions nouvelles. Je suis très porté à
croire que c'est ainsi qu'ont apparu, à travers les âges,
la variole, la syphilis, la peste, la fièvre jaune, etc; et que
c'est également par des phénomènes de ce genre qu'apparaissent, de temps à autre, certaines grandes épidémies,
celle de typhus, par exemple, que je viens de men-
tionner.

» Les faits observés à l'époque de la *variolation* (inoculation de la variole) avaient introduit dans la science
l'opinion inverse, celle de la diminution possible de la
virulence par le passage des virus à travers certains sujets.
Jenner partageait cette manière de voir, qui n'a rien d'invraisemblable. Cependant, jusqu'à présent, nous n'en
avons pas rencontré d'exemple, quoique nous les ayons
cherchés intentionnellement.

» Ces inductions trouveront, je l'espère, de nouveaux appuis dans des communications ultérieures (1).

« Dans la lecture que j'ai faite à l'Académie le 28 février dernier, nous avons annoncé qu'il était facile d'obtenir le microbe charbonneux aux degrés les plus divers de virulence, depuis la virulence mortelle, c'est-à-dire qui tue, cent fois sur cent, cobayes, lapins, moutons, jusqu'à la virulence la plus inoffensive, en passant d'ailleurs par une foule d'états intermédiaires. La méthode de préparation de ce virus atténué est d'une merveilleuse simplicité puisqu'il a suffi de cultiver la bactéridie très virulente dans du bouillon de poule à 42°-43° et d'abandonner la culture après son achèvement au contact de l'air à cette même température. Grâce à cette circonstance que la bactéridie, dans les conditions dont il s'agit, *ne forme pas de spores, la virulence d'origine ne peut se fixer dans un germe, ce qui arriverait infailliblement à des températures comprises entre 30° et 40° et au-dessous. Dès lors, la bactéridie s'atténue de jour en jour, d'heure en heure, et finit par devenir si peu virulente qu'on est contraint, pour manifester en elle un reste d'action, de recourir à des cobayes d'un jour.*

» Cette virulence si faible, si près de s'éteindre, nous a porté naturellement à multiplier les expériences afin d'arriver, s'il était possible, à des atténuations encore plus grandes. Nous y sommes parvenu en prenant pour point de départ la bactéridie la plus virulente que nous ayons eue jusqu'à présent entre les mains. C'est précisément celle dont j'ai parlé dans ma lecture du 28 février,

____

(1) *De l'atténuation des virus et de leur retour à la virulence*, par MM. Pasteur, Chamberland et Roux. (*Acad. des Sciences*, 28 février 1881.)

provenant de la germination de corpuscules-germes de
4 ans de durée. Cette bactéridie a pu être maintenue, sans
périr, plus de 6 semaines à 42°-43°. L'expérience a commencé le 28 janvier. Dès le 9 février, sa culture ne tuait
plus les cobayes adultes. Trente et un jours après, le
28 février, une culture faite à 35°, préparée à l'aide du
flacon toujours maintenu à 42°-43°, tuait encore les très
jeunes souris (1), mais non les cobayes, les lapins et les
moutons.

» Le 12 mars, c'est-à-dire 43 jours après le 28 janvier,
une culture nouvelle ne tuait plus *ni souris ni cobayes, pas
même les cobayes nés depuis quelques heures seulement.
Nous avons été ainsi mis en possession d'une bactéridie qu'il
est impossible de faire revenir à la virulence.* Si jamais ce
retour était obtenu, on peut assurer que ce serait en re-
courant à des espèces animales nouvelles, aujourd'hui
inconnues pour être inoculables, absolument différentes
de celles que nous savons être présentement aptes à contracter le charbon.

» En d'autres termes, nous possédons maintenant, et
nous avons le moyen simple de nous procurer, une bactéridie issue de la bactéridie la plus virulente et qui est
complètement inoffensive, tout à fait comparable à ces
nombreux organismes microscopiques qui remplissent
nos aliments, notre canal intestinal, la poussière que
nous respirons, sans qu'ils soient pour nous des occasions
de maladie ou de mort, parmi lesquels même nous allons
chercher souvent des auxiliaires de nos industries (2). »

(1) Les souris sont plus sensibles au charbon que les cobayes.
(2) *Le Vaccin du charbon,* par MM. Pasteur, Chamberland et Roux.
(*Académie des Sciences,* 21 mars 1881.)

Voici une expérience dont le résultat semblerait à première vue contradictoire avec ma théorie : néanmoins il ne faut pas l'étudier longtemps pour y trouver, au contraire, une nouvelle confirmation de ma manière de voir.

Le microbe du choléra des poules ayant été atténué jusqu'à devenir sans action sur les poules, peut pourtant tuer un petit oiseau, et en le faisant passer par différents animaux, arriver de nouveau à tuer des poules.

La déduction qui ressort de ceci est donc contraire à la théorie que j'ai exposée, que le microbe du choléra des poules n'était pas mort.

Nous faisons bien attention à ceci : Si nous admettons que le microbe n'est pas mort dans les cultures atténuées de M. Pasteur, il devrait toujours être capable de reproduire la maladie chez les individus d'une espèce plus petite. Pourtant, ceci n'a pas toujours eu lieu, car M. Pasteur nous dit « qu'il a été mis en possession d'une bactéridie qu'il est impossible de faire revenir à la virulence, et qui ne tue plus ni souris, ni cobaye, pas même les cobayes nés depuis quelques jours ».

Il faut donc en conclure que les cultures atténuées de M. Pasteur, quand elles ne produisent plus la mort sur les souris ou sur les cobayes, etc., c'est-à-dire sur des animaux infiniment plus petits que ceux d'où provient le virus, ne renfermant plus aucun microbe vivant, elles ne contiennent plus que ses leucomaïnes, et que le degré d'atténuation des cultures de M. Pasteur dépend des quantités de microbes vivants qui restent dans le bouillon.

Des bouillons très atténués, ayant très peu de microbes, produisent chez un individu la maladie, mais pas la mort, leur nombre n'étant pas suffisant pour tuer l'individu qui reçoit en même temps que les microbes les leucomaïnes qui doivent détruire ceux-ci.

Le bouillon de culture de M. Pasteur porte donc ces deux facteurs :

Les microbes, cause de la maladie, et *les leucomaïnes, cause de l'immunité*.

Le bouillon ne contenant que des microbes vivants a le maximum de la virulence ; et le bouillon ayant tous les microbes morts avec le maximum de leucomaïnes aura le maximum de puissance pour donner l'immunité.

CHAPITRE V

IMMUNITÉ HÉRITÉE

Dans nos études sur les vaccinations préventives du choléra des poules et du charbon, nous avons vu que c'est aux leucomaïnes contenues dans le bouillon de culture préparé par M. Pasteur qu'il faut attribuer l'action prophylactique.

Mais, ces bouillons contenant aussi des microbes vivants ou morts, tout le monde ne sera peut-être pas d'accord pour attribuer aux leucomaïnes seules toute l'action thérapeutique.

A l'appui de mon opinion que l'immunité est due exclusivement aux leucomaïnes, j'ai cité l'interprétation que M. Pasteur vient de donner de la vaccination qu'il fait pour guérir la rage. J'ai cité aussi l'opinion de M. Ferran qui dit que comme dans son bouillon le microbe est mort, il doit attribuer seulement à une substance *éliminée* par le microbe l'action préventive qu'il recherche et qu'il croit avoir trouvée.

Je vais maintenant présenter un fait expérimental dû

aux recherches si savamment faites par M. Ch. Davaine et par M. Chauveau, dans lequel nous trouverons un sujet parfaitement vacciné, et chez lequel nous constaterons que la présence du microbe n'a pas eu lieu.

« C'est particulièrement à l'égard des inoculations subséquentes de même nature, que les inoculations antérieures exercent une influence inhibitoire ; j'entends par inoculations de même nature celles qui sont faites par le même procédé, avec la même quantité de la même matière infectante. Cependant, l'inoculation par piqûres cutanées, répétée plusieurs fois, suffit souvent pour neutraliser en très grande partie, sinon complètement, les effets des inoculations par injections sous-cutanées ou même intravasculaires avec d'assez notables quantités de virus.

» Tous ces faits ont certainement un grand intérêt, mais le fait le plus intéressant qui soit résulté de mes expériences sur l'inoculation préventive des moutons algériens, est peut-être celui dont il me reste à parler.

» Sur tous les agneaux qui viennent de naître, on observe après les inoculations bactéridiennes les mêmes phénomènes que chez les adultes : parfois malaises apparents, toujours élévation de la température rectale et tuméfaction plus ou moins évidente des ganglions lymphatiques voisins de la région inoculée. Or, aucun de ces phénomènes ne se manifeste si la mère du jeune agneau a été inoculée plusieurs fois dans les derniers mois de la gestation.

» La résistance du jeune sujet est alors aussi complète que possible.

» C'est le 24 septembre 1879 que j'ai constaté ce fait

pour la première fois, sur un agneau né le 8, d'une mère
qui avait été inoculée le 5 et le 21 juillet précédent. Lit-
téralement couvert de piqûres d'inoculation à diverses
reprises, cet agneau ne présenta jamais trace de tuméfaction ganglionnaire ni d'élévation de la température rectale.
Il en fut exactement de même sur deux autres agneaux
dont les mères avaient été inoculées trois et quatre semaines avant la mise bas, avec de notables quantités de
virus, introduites par injections sous-cutanées.

» De ce fait découlent d'importantes conséquences pour
la théorie de l'immunité communiquée ou renforcée par
les inoculations préventives. Comme l'a si bien démontré
M. Davaine, *les bâtonnets bactéridiens ne se multiplient
pas dans le sang du fœtus, même quand on en trouve de prodigieuses quantités dans le sang de la mère*. Les éléments
solides normaux du sang ne passent pas, du reste, plus
communément d'un système vasculaire dans l'autre. Seul,
le plasma sanguin peut faire l'objet d'échanges osmo-
tiques actifs entre la mère et le fœtus. On est donc autorisé à conclure, relativement aux inoculations préventives
du sang de rate : 1° que le contact direct de l'organisme
animal avec les éléments bactéridiens n'est pas nécessaire
à la stérilisation ultérieure de cet organisme ; 2° que les
inoculations préventives agissent sur les humeurs proprement dites, rendues stériles et stérilisantes, soit par
soustraction de substances nécessaires à la prolifération
bactéridienne, *soit plutôt par addition de matières nuisibles à cette prolifération* (1). »

Comme on le voit dans cette si belle et si intéressante

____

(1) M. Chauveau, *Comptes rendus Académie des Sciences*, 19 juillet 1880.

expérience, l'agneau est vacciné sans qu'on ait trouvé de bactéridies dans le fœtus, même lorsqu'on en trouve *de prodigieuses quantités dans le sang de la mère*.

Nous voilà donc en présence d'un sujet qui appartient à une espèce apte à contracter la maladie, qui pourtant ne peut pas l'avoir, et qui n'a pas été vacciné (1).

Comment expliquer ce phénomène si extraordinaire?

Qu'est-ce que la mère a fourni au petit agneau?

Elle lui a fourni son sang et ses humeurs.

Ce sang et ces humeurs doivent contenir une substance nuisible à la prolifération de la bactérie, ou bien doivent

---

(1) Voici encore une autre expérience qui vient à l'appui de notre théorie.

« Toutefois, voici deux faits bien dignes de susciter les réflexions sur ce sujet :

« Deux génisses, inoculées en novembre 1880, n'avaient pas été fécondées par l'accouplement du mois de septembre précédent. On les fit saillir de nouveau, et cette fois avec succès : l'une vingt jours, l'autre trois mois et demi après l'inoculation préventive, par un taureau inoculé, lui aussi, à la même date, et doué de l'immunité. On obtint deux veaux qui résistèrent à l'épreuve aussi bien que les cinq précédents. Dans ce cas, les veaux ont-ils reçu l'immunité de leur mère ou de leur père?

« Des expériences en cours d'exécution, mais dont la durée est longue, nous fourniront la solution de cette question fort intéressante. »

Sur la persistance des effets de l'inoculation préventive contre le charbon symptomatique et sur la transmission de l'immunité de la mère à son produit dans l'espèce bovine. (Note de MM. Arloing, Cornevin et Thomas. — *Académie des Sciences* 1882, t. XCIV, page 1396.)

Très souvent, des recherches récentes l'ont prouvé, il y a transmission de microbes au travers de la circulation placentaire, et alors, l'immunité du fœtus s'explique tout naturellement. Quelquefois, en sa qualité d'être jeune et encore peu résistant, il est tué par le microbe qui respecte sa mère, et on assiste alors à un de ces avortements comme il s'en produit quelquefois dans l'espèce humaine (syphilis, variole, etc.), comme on en a souvent rencontré dans la vaccination charbonneuse de vaches en état de gestation.

Mais cette transmission du microbe en nature ne se produit pas toujours, ne semble même pas être le cas général, et la transmission d'une immunité plus ou moins accusée semble au contraire être une loi générale. (Le Microbe et la maladie, par E. Duclaux.)

être dépourvus de quelqu'une des substances qui leur est nécessaire.

Cette dernière hypothèse n'est pas admissible, ainsi que nous l'avons dit plusieurs fois, car si ce sang n'avait pas toutes les substances du sang propre à son espèce, avant de contracter la maladie, ce ne serait plus le sang dont l'agneau avait besoin pour son développement et sa vie.

Le sang, dans son état naturel, ne doit pas avoir de substances superflues, et d'un autre côté, les mêmes substances qui sont prises par le microbe pour sa nourriture sont nécessaires à la vie de l'individu.

Lorsqu'on veut faire une culture de ces microbes, on est forcé de chercher des substances qui ont dans l'organisme une certaine importance. Du reste, dans la maladie, on voit bien qu'il ne prend pas à l'économie des éléments secondaires, car c'est la soustraction de ces substances par le microbe qui produit la maladie et la mort.

Si ce n'est pas le manque de substances qui a produit l'immunité chez l'agneau, ce doit être nécessairement la présence d'une substance dans le sang et les humeurs de la mère qui a opéré cette inoculation.

C'est l'opinion de M. Chauveau, et c'est l'explication qui ressort de tout ce que nous avons dit, que cette substance ne peut être autre que les leucomaïnes, élaborées par les bactéridies, et communiquées à l'agneau par le sang de sa mère.

CHAPITRE VI

Peut-on trouver les leucomaïnes comme cause d'immunité dans tous les systèmes de vaccination qui nous sont connus ?

Je crois que oui.

Les principaux systèmes de vaccination peuvent être réduits à trois.

Celui qui consiste à inoculer avec du virus mortel, c'est-à-dire avec le microbe vivant, dans un milieu défavorable à sa généralisation dans l'organisme animal.

C'est le système de variolisation avant Jenner, le même qui est employé dans plusieurs maladies des bêtes, et que M. Ferran nous dit avoir employé à son début (1).

Nous avons déjà dit que, dans ce système, l'élaboration des leucomaïnes se fait directement dans le sang ou les tissus du sujet auquel on veut donner l'immunité, et que le phénomène qu'il produit est exactement le même que

____

(1) *Académie des Sciences*, 13 avril 1885.

celui qui se produit quand on arrive à l'immunité par la maladie.

Le second est celui des atténuations au moyen des cultures.

Si ces cultures avaient pour but unique la production des leucomaïnes, on ne devrait s'en servir qu'au moment où le microbe n'existe plus, et dans ce cas il ne se manifesterait plus de symptômes morbides (1).

On pourra dire que, telles qu'elles ont été faites jusqu'ici, et produisant d'excellents résultats, elles donnent des symptômes morbides, et qu'on n'est pas tout à fait persuadé que, si ces symptômes n'existaient pas, on arriverait à un résultat aussi favorable.

Pour prouver ma théorie, il faut se baser sur deux choses, qui, je l'espère, ne rencontreront pas de contradictions :

1° Quand on inocule au moyen d'un liquide renfermant une culture atténuée, si l'inoculation produit des symptômes morbides, ces symptômes doivent être attribués à l'introduction dans l'organisme d'un nombre plus ou moins grand de microbes vivants (2) qui, par leurs fonctions vitales, produisent ces troubles localisés.

2° Quand il ne se produit pas de symptômes morbides, c'est, ou bien parce qu'on n'a pas introduit de

(1) Je dois bien faire remarquer que dans les conclusions qui résument la théorie qui fait l'objet de ce travail, comme ici, je n'entends pas dire que toutes les leucomaïnes soient inoffensives pour l'animal que l'on vaccine. Je prétends et je crois que ces leucomaïnes sont inoffensives pour l'organisme animal, quand, après avoir passé la maladie qui est due au microbe producteur de ces leucomaïnes, le sujet jouit en même temps de l'immunité et de la santé. (Note de l'Auteur.)

(2) Il y a eu pourtant développement du microbe, puisqu'il y a eu maladie, et, en effet, quand cette maladie est en cours, on peut le retrouver au point d'inoculation et dans tous les tissus. (Duclaux, *Le Microbe et la maladie*.)

microbe vivant, ou bien parce que ces microbes meurent
en entrant dans l'organisme, sans avoir eu le temps de
le troubler au moyen de leurs fonctions vitales.

Dans la vaccination au moyen des virus atténués, il est
généralement admis qu'il faut renforcer l'immunité qui
donne une première inoculation, par deux ou trois successives (1).

La première est caractérisée par la présence des symptômes morbides, la seconde par des symptômes presque
inappréciables ou par l'absence de ces symptômes, comme
dans la troisième ou quatrième, si l'on arrive à ce nombre.

Donc, d'après ce que nous avons dit plus haut, les
symptômes doivent être attribués, pour la première vaccination, à des microbes vivants, et pour les autres qui ne
présentent pas de symptômes, la cause en doit être due,
ou bien à l'absence de microbes vivants, ou bien à la
mort immédiate de ces microbes, à leur entrée dans l'organisme animal qu'ils n'ont pas eu le temps de troubler.

Des autorités très respectables attestent que l'immunité est renforcée par les secondes inoculations (2), et

(1) Enfin, vaccinons 20 autres poules par le virus très atténué, non pas
une fois ni deux, mais trois ou quatre, la mortalité par l'inoculation du
virus très virulent, la maladie même seront nulles. Dans ce dernier cas,
l'immunité est complète, elle est arrivée à son maximum. (DUCLAUX, *Le
Microbe et la maladie*, p. 163.)

(2) Cette convention étant admise, je pourrais dire, sur la foi de nombreuses expériences, que les effets de la vaccination sont variables avec
les poules, que certaines résistent à un virus très virulent à la suite d'une
seule inoculation préventive du virus atténué; que d'autres exigent deux
inoculations préventives et même trois, *que dans tous les cas toute inoculation préventive a son action propre, parce qu'elle prévient toujours dans
une certaine mesure*, qu'en un mot on peut vacciner à tous les degrés et
qu'il est toujours possible de vacciner d'une manière complète, c'est-à-dire
d'amener la poule à ne plus pouvoir recevoir aucune atteinte de virus le
plus virulent. (PASTEUR, *Comptes rendus, Acad. des sciences*, 26 avril 1880.)
Quels sont les effets produits par la première inoculation? J'écarte,

comme nous croyons avoir prouvé que le microbe ne peut pas être la cause de l'immunité, puisqu'il est mort,

bien entendu, le cas possible, et nécessairement très rare, où l'inoculation par piqûres cutanées ferait périr le sujet du sang de rate. Un certain nombre de sujets perdent leur vivacité et leur appétit, et il est ainsi très facile de constater, à première vue, que l'inoculation les a rendus malades. D'autres, plus nombreux, continuent à manger et à ruminer comme des animaux bien portants, et semblent échapper complètement à l'action de l'agent infectant. Mais il n'en est rien, car une observation attentive démontre chez eux l'existence manifeste de troubles généraux et locaux, communs, du reste, à tous les inoculés, qu'ils présentent ou non des signes apparents de malaise; il s'agit de l'élévation de la température du corps et de la tuméfaction des ganglions lymphatiques qui reçoivent des vaisseaux afférents en provenance de la région inoculée. . . . .

Ainsi même sur les sujets réfractaires de l'Algérie, l'inoculation du sang de rate produit toujours des effets appréciables, tuméfaction des ganglions lymphatiques voisins de la région inoculée, élévation de la température générale, avec ou sans signes extérieurs de malaise, comme l'abattement et l'anorexie.

Voyons maintenant ce qui arrive lorsque, tous les phénomènes de la première inoculation ayant disparu, on en pratique une seconde, suivie elle-même de plusieurs autres. Les suites de ces nouvelles inoculations ne ressemblent plus du tout à celles de la première; les animaux ne paraissent nullement impressionnés par ce nouveau contact avec les agents infectants du sang de rate.

Cette innocuité est surtout frappante sur les sujets que la première inoculation a sensiblement éprouvés. Non seulement ces sujets gardent la vivacité et l'appétit qu'ils avaient perdus au moment de la première inoculation, mais, de plus, on ne voit pas survenir d'engorgement ganglionnaire appréciable; c'est à peine si on a le temps de constater une prompte et fugitive élévation de la température rectale.

Il faut, à la première inoculation, un certain temps pour exercer son action préventive à l'égard des inoculations subséquentes. Quand les réinoculations sont pratiquées trop tôt, en général les effets s'en ajoutent à ceux de la première inoculation purement et simplement. Le sixième ou le septième jour, l'influence de cette première inoculation est parfois déjà évidente; mais c'est surtout après le quinzième jour que cette influence est nettement établie.

La répétition des inoculations m'a toujours paru assurer de plus en plus l'accroissement de l'immunité naturelle. J'ai encore en ce moment des moutons algériens qui, du mois de juin 1879 au mois d'avril 1880, ont subi de sept à huit inoculations; celles que l'on pratique maintenant restent absolument sans effet. (*Comptes rendus Acad. des Sciences*, Paris, 19 juillet 1880. Note CHAUVEAU.)

dans ce cas, ce bienfait ne peut donc être attribué qu'aux leucomaïnes.

Le système actuel d'inoculation est un système mixte, car il participe des deux systèmes que nous venons d'exposer dans nos conclusions, c'est-à-dire, de celui qui se fait par l'introduction du microbe, et de celui qui inocule les leucomaïnes.

Le troisième système consiste dans l'atténuation du virus par son passage sur des espèces vivantes. Cette méthode est, à mon avis, identique à la seconde et tout ce que nous avons dit de celle-là peut lui être attribué. Les bouillons de culture artificielle sont remplacés par le sang et les tissus des cobayes, des lapins, etc.

Le microbe inoculé à un cobaye doit proliférer dans les tissus de celui-ci, ou bien mourir (1). S'il ne meurt pas, c'est-à-dire s'il vit dans ce milieu composé de tissus vivants, du sang et des humeurs du cobaye, ce sera nécessairement en enlevant à ceux-ci toutes les substances dont il a besoin pour sa vie, et les produits de cette vie seront aussi laissés dans le même organisme. Quand on inoculera un autre sujet au moyen du sang de ce cobaye, les phénomènes que cette inoculation produira, que ce soit en donnant à ce sujet l'immunité, en le rendant malade ou en le tuant, devront toujours être attribués à la présence des microbes ou à celle des leucomaïnes qui se trouvent dans

(1) Bactérie de la septicémie de Davaine.

Dowdeswell a démontré que lorsque le sang était parfaitement stérilisé, c'est-à-dire lorsqu'on avait tué les bactéries, il perdait son pouvoir infectieux.

Il a été cependant démontré par Gaffky et Dowdeswell que, ainsi que le soutenaient Coze et Feltz, le virus ne s'atténue pas lorsqu'on le fait passer successivement par plusieurs animaux. (*Microbes et maladies*, par le Dr E. Klein. Traduit de l'Anglais par l'Abbé-Domenech, p. 95.)

le sang du cobaye. En effet, on sait à l'avance que le sang
de ce cobaye à lui seul, c'est-à-dire sans microbes ni leucomaïnes, ne produit aucun phénomène pareil à ceux que
se présentent dans les inoculations dont nous parlons.

Le cas revient donc, nécessairement, à celui d'une culture du microbe dans un bouillon, car en vivant dans ce
bouillon, le microbe doit y abandonner ses produits d'é-
limination, et l'action de ce bouillon inoculé à un individu
doit aussi être attribué à la présence du microbe ou de sa
leucomaïne ; car on sait aussi que le bouillon qui n'aurait
pas reçu le microbe, ne donnerait aucun des symptômes
que nous cherchons dans l'inoculation faite à des sujets
d'une espèce quelconque.

Les microbes sont, nous le savons, très sensibles à la
nature de leur milieu de culture.

« Tels d'entre eux se développent très bien dans le
bouillon de veau, qui se refusent à vivre dans le bouillon
de bœuf.

» Mieux encore, celui du rouget, comme l'a démontré
M. Cornevin, accepte un bouillon récemment préparé, et
refuse le même bouillon trop vieux. Faut-il dès lors être
surpris de voir tel microbe atténué préférer le mouton,
tel autre le cobaye ; de voir la bactéridie la plus virulente
tuer facilement le mouton de France et respecter le mouton d'Algérie qui est d'une autre race ? »

Voilà ce que dit M. Duclaux, et ce qui est du reste fort
bien avéré (1).

Les microbes qui se trouvent dans les milieux qui leur
sont très favorables auront un développement très grand ;

_____

(1) *Le Microbe et la maladie*, p. 172.

et si l'on inocule dans ces conditions on obtiendra un virus très virulent. Si le sang et les tissus de l'organisme d'un animal ne sont pas très favorables au microbe, il y vivra, mais il mourra plus promptement et alors ce sera uniquement l'action des leucomaïnes qui se produira, et, on dira d'après la formule actuelle, que, par son passage dans cette espèce, le virus a *été atténué;* c'est bien plutôt qu'il n'y aura pas de microbes vivants ou qu'il y en aura très peu.

Rien de vraiment essentiel ne diffère donc dans les deux systèmes.

CHAPITRE VII

ATTÉNUATION DES VIRUS

Dans le choléra des poules ainsi que dans la maladie du charbon, nous avons vu que la méthode de vaccination suivie par M. Pasteur ne consistait pas à atténuer le microbe dans le sens que l'on a donné à ce mot, mais seulement à amoindrir la vie, ou à tuer le microbe en laissant dans le bouillon ses leucomaïnes.

Il y a d'autres systèmes d'atténuation qui ont été inventés et mis en pratique par divers savants.

M. Duclaux nous fait un résumé de quelques-uns de ces systèmes que l'on pourra étudier plus sérieusement dans les Rapports de l'Académie des Sciences, mais dont le point essentiel nous est parfaitement révélé dans son ouvrage publié dernièrement.

« **Action de la chaleur**. — La série des preuves de ce fait sera l'étude en série des procédés d'atténuation dont nous savons disposer aujourd'hui.

» Voici, par exemple, la chaleur.

» Elle tue le microbe, nous le savons, quand elle est trop

élevée. Entre la température la plus favorable à la culture
et la température mortelle, existe une zone d'atténuation,
très bien étudiée par M. Chauveau, au sujet de la bactéridie charbonneuse. La durée du chauffage doit être en
raison inverse de l'élévation de température, et, pour
une température donnée, directement proportionnelle au
degré d'atténuation à obtenir.

» Citons quelques faits pour donner la mesure de l'exactitude de cette loi de M. Chauveau.

» Chauffée dans le sang d'un cobaye mort du charbon,
la bactéridie cesse d'être inoculable après un court chauffage de 55° à 60°. A 52°, il faut 14 à 16 minutes de chauffage pour anéantir toute vitalité dans le virus. A 14 minutes, l'activité virulente de la bactéridie est respectée,
mais très atténuée. Elle l'est de moins en moins si on
fait descendre la durée de chauffage à 12, 10, 8, 6 minutes. A 50°, il faut 20 minutes pour tuer la bactéridie,
18 pour l'atténuer grandement; mais elle est encore assez
virulente après 10 minutes de chauffage.

» Cette atténuation, comme nous pouvions nous y attendre, marche de pair avec l'affaiblissement dans l'activité de la prolifération du microbe. Si on ensemence com-
parativement, dans un liquide nutritif convenable, du
sang charbonneux non chauffé et des sangs chauffés
8, 9, 10... 16 minutes à 52°, on voit le retard sur la
culture-type, à peine sensible pour 8, 9, et 10 minutes de
chauffage, s'accuser déjà pour 11 minutes, ensuite de plus
en plus jusqu'au sang chauffé 15 minutes, avec lequel le
développement est problématique, et au suivant, avec
lequel il est nul.

» **Action du soleil**. — A côté de l'action de la chaleur se place tout naturellement celle de la lumière solaire. Elle tue le microbe après un certain temps d'exposition; mais avant de le faire périr, elle l'atténue. C'est ce qui résulte de mes expériences, suivies et confirmées par celles de M. Arloing.

» **Action chimique de l'oxygène**. — Voilà pour les agents physiques. Voici maintenant des actions chimiques.

» L'oxygène est un facteur physiologique de la plus haute importance, et nous avons déjà examiné son rôle sous ce rapport. Mais il joue aussi un rôle plus exclusivement chimique, un rôle toxique mis en évidence par M. P. Bert.

» Tous les microbes ont besoin de faibles doses d'oxygène et souffrent quand on leur en donne trop. Les anaérobies en demandent des traces et meurent dans l'air ordinaire. Les aérobies vivent dans l'air ordinaire et meurent dans l'oxygène comprimé. Entre les limites physiologiques et les limites toxiques, il y a encore une zone d'atténuation étudiée par M. Chauveau avec la bactéridie charbonneuse.

» **Action des antiseptiques**. — A côté de l'oxygène viennent naturellement se placer ici les antiseptiques, qui eux aussi, indifférents ou même favorables aux microbes, quand ils sont en proportion très faible, les tuent à doses plus élevées. MM. Chamberland et Roux ont étudié l'action de l'acide phénique, du bichromate de potasse et de l'acide sulfurique, sur le bacille du charbon.

» Pour ces trois antiseptiques, une dose un peu élevée, $\frac{1}{800}$ d'acide phénique, $\frac{1}{1700}$ de bichromate, empêchent la reproduction de la bactéridie, qui meurt au bout d'un temps très court. Des doses plus faibles $\frac{1}{600}$ d'acide phénique, $\frac{1}{2500}$ de bichromate, laissent se développer le ba-

cille en filaments, mais atteignent sa puissance de reproduction, comme la température de 43° mise en œuvre
par M. Pasteur, en l'empêchant de donner des spores.
Dès lors, le même mécanisme entre en jeu, et une atténuation graduelle marche de pair avec l'affaiblissement
du microbe, jusqu'au moment de sa mort (1). »

Comme le reconnaît M. Duclaux lui-même, l'idée qui
ressort de tous ces systèmes est que, « d'une manière générale, l'atténuation est une des formes de l'affaiblissement graduel d'une cellule du microbe qui marche vers
la mort ».

Il est alors, d'après tous les micrologues, en état de
pouvoir donner l'immunité par l'inoculation.

Comme pour la plupart de ces éléments on peut produire la mort subitement, il y a une différence très remarquable entre ces systèmes et celui dont se sert M. Pasteur pour le choléra des poules et la maladie du charbon.

M. Pasteur donne à ces microbes un milieu de nourriture en quantité limitée, dans ces conditions, ces microbes ne mourront qu'après avoir vécu le laps de temps
nécessaire pour épuiser toutes les substances qu'ils sont
capables d'enlever à ce liquide. Et comme cette alimentation implique une élaboration et une élimination des
produits des microbes, il résulte que, quand les microbes
seront morts, ils auront laissé nécessairement une quantité importante de leucomaïnes dans les bouillons de
culture de M. Pasteur.

Mais dans les atténuations par les systèmes dont nous
parlons maintenant, la chose se passe différemment.

(1) E. Duclaux, *Le Microbe et la maladie*, pp. 168 et suiv.

Le microbe, soumis à une température de 55° à 60° qu'il ne peut supporter, mourra instantanément (1) sans avoir eu, par conséquent, le temps de laisser ses leucomaïnes, puisqu'il n'a pas eu le temps de vivre.

Par suite, le microbe que l'on introduira dans un bouillon et que l'on tuera par cette température, ne pourra être apte à donner aucune maladie, et le bouillon qui le contenait aucune immunité.

Si, au moyen d'une température convenable, on laisse le microbe à l'état dans lequel M. Duclaux dit « qu'on voit s'accuser un retard dans le développement, qui devient plus tard problématique si on l'ensemence dans un autre liquide nutritif, » alors ce microbe a une vie pareille à celle qu'a le bacille du choléra des poules dans une des cultures de M. Pasteur, après deux mois par exemple. Dans ces conditions, il élaborera, quoique faiblement, des leucomaïnes, et ce sont celles-ci qui donneront l'immunité.

Ou bien, ces microbes qui auront perdu la faculté de reproduction, comme nous l'avons déjà vu pour les antiseptiques, auront une vie suffisante quand ils seront introduits dans l'organisme que l'on veut vacciner pour lui fournir toutes les leucomaïnes nécessaires à l'immunité, sans pouvoir produire la mort, à cause de leur affaiblissement et de la présence de ces leucomaïnes.

Le système d'atténuation par la chaleur, inventé par M. Toussaint, selon une note présentée en son nom par

(1) Dans une bouteille où il y a du vin et de l'air, portés à une température de 50 à 60 degrés, le vin ne s'aigrit jamais; c'est que, par la chaleur, les germes du mycoderma-aceti, que le vin et l'air peuvent tenir en suspension, perdent toute vitalité. (*Histoire d'un savant, par un ignorant,* p. 91.)

M. Chauveau, consiste à chauffer le sang charbonneux
d'un mouton mort de la maladie de Chabert; ce sang,
dans lequel a vécu la bactérie du charbon, puisqu'il a
produit la mort du mouton, doit nécessairement avoir été
changé dans ces conditions. En effet, le microbe prenant
pour sa nourriture quelques-unes de ces substances, doit
y avoir déposé ses leucomaïnes.

Donc, quand on chauffe ce sang, c'est pour détruire la
bactérie ou du moins pour en rendre la vie plus faible
et l'empêcher de se développer quand elle sera introduite,
par voie d'inoculation, dans un autre organisme.

Quant au système d'atténuation par l'oxygène comprimé, l'explication doit être pareille. M. P. Bert, ainsi
que M. Chauveau, nous disent que par cet élément on
arrive à tuer les microbes, et que, entre les limites physiologiques et les limites toxiques il y a une zone d'atténuation (1).

M. Chauveau dit, dans sa note à l'Académie, qu'au
moyen de l'oxygène et des pressions modérées, le bacille
de Davaine devient plus virulent, et que, dans le cas de
fortes compressions, il devient complètement inactif (2).

Comme l'oxygène est un élément de vie, on comprend
que cette augmentation de virulence ne peut être attribuée

(1) M. Paul Bert, dans ses beaux travaux sur l'emploi de l'oxygène à
haute tension comme procédé d'investigation physiologique, a reconnu
que l'oxygène comprimé détermine rapidement la mort chez tous les êtres
vivants. (Note de MM. PASTEUR et JOUBERT, *Acad. des Sciences.* 16 juillet
1877. — *Le Charbon et la vaccination charbonneuse d'après les travaux
récents de M. Pasteur,* par CH. CHAMBERLAND, p. 28.)

(2) Il est arrivé, en effet, que les cultures de ce bacille, au contact de l'air
et de l'oxygène comprimé, se sont montrées ou plus actives qu'à l'état
normal, dans le cas de pression modérée, ou complètement inactives,
dans le cas de fortes compressions. (*Comptes rendus, Acad. des Sciences,*
19 mai 1884, note A. CHAUVEAU.)

qu'à une plus grande vitalité du microbe, et que l'inactivité ne doit être que l'effet de sa mort (1).

La chaleur, l'oxygène comprimé, le soleil et les antiseptiques sont tous, dans ce cas, des causes qui aboutissent à
la mort (2).

Comme tous ces éléments, tous ces systèmes ont pour
but d'agir contre la vitalité du microbe, on doit en déduire que les microbes des différentes maladies que l'on
inocule par ces systèmes quand ils sont en condition normale de vie tuent l'individu ;

Que quand ils ont subi l'action de ces atténuations ils
ont perdu les conditions de leur état normal ; c'est-à-dire
qu'ils ne peuvent plus se reproduire ou que leur reproduction est devenue difficile.

Si des microbes en tel état sont introduits dans un
organisme, tant qu'ils y vivront, ils changeront le milieu
dans lequel ils se trouveront, jusqu'à ce que leur vie soit
éteinte. Et comme on conçoit la possibilité et la probabilité de l'existence de leucomaïnes, tandis qu'on ne conçoit
pas celle de microbes puisqu'ils doivent périr, car, autrement, l'individu deviendrait malade, on doit, dans ce

(1) J'ai encore constaté, dans cette série d'études, un autre fait fort important. Ces cultures, dont *l'atténuation est si sûre qu'elles ne font périr
aucun mouton, et l'activité si grande qu'elles confèrent l'immunité la plus
solide*, jouissent encore d'un autre très grand avantage, celui de conserver
cette activité pendant plusieurs mois. (D: *l'Atténuation par l'oxygène comprimé, Académie des Sciences*, 19 mai 1884, A. CHAUVEAU.)

(2) De toutes les études qui ont succédé aux travaux de M. Toussaint
sur l'atténuation virulente par l'action modérée des agents physiques ou
chimiques destructeurs de virus, il résulte clairement que ces agents possèdent tous, plus ou moins, la faculté d'amoindrir l'activité infectieuse des
ferments virulents, au lieu de l'anéantir complètement, *si l'on a soin de
ne pas utiliser tout entière l'influence destructive* à laquelle on expose ces
ferments. (*Comptes rendus, Académie des Sciences*, 19 mai 1884, note de
M. A. CHAUVEAU.)

cas, attribuer seulement aux leucomaïnes l'immunité.

Si ces éléments susdits d'atténuation, soleil, oxy-gène, etc. ont été appliqués sur le sang d'un sujet qui a été atteint de la maladie que l'on veut prévenir, ou sur un bouillon de culture dans lequel a vécu le microbe, à plus forte raison, comprendra-t-on que l'action destructive de ces éléments, même à l'insu du vaccinateur, a eu pour objet de laisser les leucomaïnes exercer leur action bienfaisante.

CHAPITRE VIII

THÉORIE DE L'ANTIDOTE

En s'occupant des diverses théories par lesquelles on explique l'immunité qui survient après la première attaque d'une maladie infectieuse, M. Klein réfute victorieusement celle qui est appelée théorie de l'épuisement, dont nous avons parlé à plusieurs reprises, en prouvant aussi combien elle est fausse et incapable d'expliquer le phénomène qui se produit de la non-récidive co-existant avec l'état de parfaite santé.

Puis, l'auteur expose la théorie de Klebs — *de l'antidote* — et il se rallie à celle-ci, en considérant que c'est la seule qui puisse être en harmonie avec les faits.

Cette théorie attribue à la présence d'une substance nouvelle dans l'organisme animal la cause de l'immunité, ainsi que M. Chauveau l'a pressenti dans l'expérience qu'il fit sur des moutons d'Algérie et que nous avons transcrite dans un autre chapitre (1).

____

(1) Voyez chap. v.

La théorie de l'antidote se rapproche beaucoup de celle que nous avons exposée et c'est à cause de cette similitude qu'elle vient à notre appui.

Voyons les passages dans lesquels M. Klein l'explique :

Ce *quelque chose* qui empêche le développement et la multiplication du bacillus anthracis dans le tissu du porc, mais non dans celui de la souris, doit être une chose qui, bien que dépendante de la vie du tissu, n'est point identique à tous les caractères constituant la vie du tissu, mais doit être seulement une résultante de cette vie. Ainsi que nous l'avons démontré, ce n'est pas expliquer le fait que de prétendre avec quelques observateurs que l'état de vie des cellules est *par lui-même* un état défavorable. La théorie la plus plausible d'après moi est celle-ci, que le pouvoir prohibitif est dû *à la présence d'une substance chimique* produite par les tissus vivants. Il ne faut pas un grand effort pour concevoir et il ne semble pas du tout impossible que le sang et les tissus du porc contiennent certaines substances chimiques qui ne se trouvent point dans la souris, substance que, comme bien d'autres, n'a pu encore nous dévoiler la chimie. Qu'il existe de grandes différences dans la constitution chimique du sang et des tissus des différentes espèces d'animaux, c'est ce dont on ne peut douter ; c'est là un fait parfaitement familier à la chimie physiologique.

Après tous ces faits, nous arrivons à conclure que, grâce à la présence dans le sang et dans les tissus de substances chimiques particulières, présentes seulement pendant la vie et résultant de la vie du tissu, les organismes ne peuvent, dans tel ou tel cas, se développer et produire la maladie ; de plus, que, pour chaque espèce particulière d'organisme, il existe une substance chimique particulière nécessaire pour lui conférer son pouvoir de résistance. Car, ainsi que nous l'avons vu, tandis que le bacillus anthracis ne peut se développer chez le porc, il vit bien chez le cochon d'Inde ; tandis que le bacille de la peste du porc vit bien chez le porc, il ne vit point chez le cochon d'Inde. L'incapacité des bacilles non pathogènes de se développer dans les tissus vivants s'expliquerait dans cette hypothèse, par le fait que les substances chimiques, présentes dans tous les tissus vivants, sont ennemies des organismes de la putréfaction.

. . . .

Il existe encore une autre théorie habituellement appelée *Théorie de l'Antidote* (Klebs). D'après celle-ci, les organismes, en se développant et se multipliant dans le corps pendant la première attaque, produisent directement ou indirectement une substance qui agit comme une sorte de poison contre une seconde invasion du même organisme. J'incline à penser que cette théorie est en harmonie avec les faits. Nous ne connaissons aucune observation qui puisse en diminuer la possibilité et l'exactitude. Je dirai même que, de toutes nos connaissances de la vie des micro-organismes, il résulte que les différentes espèces se rattachent à différentes sortes de réactions chimiques, et que nous trouvons comme résultat de leur activité la production de divers composés chimiques.

Les diverses fermentations, qui se rattachent à différentes espèces de champignons, viennent à l'appui de cette manière de voir. D'après cette théorie, nous pouvons bien comprendre comment, exactement comme dans le cas d'un animal, d'un porc, réfractaire au charbon, le pouvoir de résistance étant dû à la présence, dans le sang et dans les tissus, d'une substance chimique particulière et contraire au développement du bacillus anthracis, de même que dans le cas d'un mouton ou d'un bœuf vaccinés par le charbon, il se trouve maintenant dans le sang et dans les tissus un composé chimique, par lequel ces animaux acquièrent l'immunité contre une seconde attaque de charbon.

Que cette substance chimique ait été élaborée directement par les bacilles, qu'elle soit le résultat d'un processus chimique, produit par eux dans le corps pendant la première maladie, peu importe. L'on doit se borner à reconnaître que le sang et les tissus de l'animal vivant contiennent cette substance chimique.

Quelques observateurs (Grawitz, etc.) ne se contentent point de cette théorie, ils prétendent que, par suite de la première attaque, les cellules des tissus modifient leur constitution, de façon à pouvoir résister à l'invasion d'une nouvelle génération du même organisme. Il n'existe absolument rien que je sache en faveur de cette théorie. L'on ne peut se figurer que les cellules du tissu connectif, du sang et des autres organes, après une attaque de scarlatine, acquièrent de nouvelles fonctions ou un nouveau pouvoir, comme par exemple un pouvoir oxydant plus grand ou tout autre semblable. Les cellules du tissu connectif, les globules sanguins, les cellules du foie et les autres tissus possèdent, autant que je sache, précisément les mêmes caractères et les mêmes fonctions, après une attaque de fièvre scarlatine qu'avant cette attaque.

En résumé, il semble que nous pouvons considérer comme probable que, grâce à la présence, dans le sang normal et dans les tissus d'un animal vivant, d'une substance chimique contraire au développement d'un microbe particulier, cet animal est réfractaire à la maladie qui correspond au développement et à la multiplication des microbes. Ensuite que, dans les maladies infectieuses dans lesquelles une attaque confère l'immunité contre une même attaque de même espèce, la première produit dans le sang et dans les tissus une substance chimique qui s'oppose à l'invasion du même organisme. L'animal devient alors réfractaire à une nouvelle attaque, il est vacciné. Ce fait ne se présente pas dans toutes les maladies infectieuses, car, ainsi qu'on le sait, dans un grand nombre de cas, une première attaque ne protège pas contre une seconde, elle peut aussi protéger seulement pour un temps limité et fort variable selon les individus. Tout ceci s'explique par notre théorie aussi bien que par les autres ; quand une attaque ne protège pas, la substance chimique protectrice n'a pas été formée ; dans les maladies où, au contraire, une première attaque protège pour quelque temps seulement, la substance nécessaire à la protection n'a subsisté qu'un certain temps (1).

M. Klein croit donc que l'état naturel de résistance, dont jouissent quelques espèces contre une maladie infectieuse, est l'effet de la présence de certaines substances produites par les tissus vivants de ces individus.

Il croit également que, chez les animaux qui ont eu une maladie infectieuse, le microbe qui a causé cette maladie a produit aussi, directement ou indirectement, une substance qui empêche la prolifération d'un microbe semblable une seconde fois ; et lorsque l'état d'immunité ne survient pas après la maladie, il dit que la substance n'a pas été formée.

(1) *Microbes et maladies*, par le Dr E. Klebs pp. 260 à 271.

Comme nous croyons, et nous espérons aussi avoir fait partager cette conviction au lecteur, que la substance produisant l'immunité est la leucomaïne du microbe qui cause la maladie, nous ne pouvons admettre que cette substance n'ait pas été élaborée, puisque c'est une conséquence nécessaire de la vie du microbe : ce que nous pouvons et devons admettre, c'est que cette substance soit disparue plus tôt ou plus tard. Si elle disparaît aussitôt élaborée, il n'y aura pas d'immunité chez l'individu atteint de la maladie : si elle disparaît au bout d'un mois ou d'un an, l'immunité aura duré un mois ou un an.

Les causes de la cessation de l'immunité peuvent être nombreuses : l'immunité peut disparaître par la destruction de la substance qui devait la produire ; cette destruction étant due à l'action chimique d'une autre substance qui peut être élaborée par les tissus vivants, ou introduite par la voie digestive (1).

Cette immunité peut aussi disparaître plus tôt ou plus tard soit en raison de la nature de la leucomaïne elle-même, soit en raison du siège où elle a été placée par le microbe.

Si nous la supposons placée dans un tissu destiné à éliminer les produits de sécrétion de l'animal, il est probable que la leucomaïne sera aussi promptement éliminée.

(1) M. Raulin a cultivé l'*aspergillus niger* dans un liquide composé de plusieurs substances en proportions connues. En étudiant l'action que chacune de ces substances exerce sur le développement de la plante, il dit : « Le fer ne paraît utile que parce qu'il détruit ou annihile, au fur et à mesure de sa production, un poison sécrété par la plante. En s'accumulant dans le liquide, ce poison finirait par la tuer ; c'est une de ces excrétions que tous les êtres vivants produisent et dont ils doivent à tout prix se débarrasser. Le fer rend à l'aspergillus ce service. » (*Le Microbe et la maladie* par E. DUCLAUX, p. 69.)

On comprend que la nature de la leucomaïne peut être une des causes de sa prompte disparition de l'organisme, si l'on fait attention au phénomène de la fermentation alcoolique. (Nous avons vu ce qu'était cette fermentation.) Le mycoderme saccharomyces élabore en plus grandes quantités deux substances, l'alcool et l'acide carbonique. Ces deux substances sont donc les leucomaïnes du saccharomyces.

Eh bien ! l'alcool, étant liquide, reste là où il a été produit, tandis que l'acide carbonique, étant gazeux, disparaît : il fuit la présence de son producteur et du liquide où il a été élaboré.

Dans le cas de l'état réfractaire d'une espèce à une maladie, M. Klein croit que c'est aussi une substance produite par les tissus de l'animal qui donne cette immunité.

Nous n'osons pas, dans ce cas, affirmer une pareille conclusion ; nous croyons qu'il serait plus prudent d'admettre qu'il pourrait aussi bien être l'effet du manque de certaine substance, que de la présence de cette même substance.

Supposons un liquide composé de 12 substances, toutes nécessaires, pour faire une culture de microbe du choléra des poules, par exemple.

Si nous composons un liquide qui contienne 11 seulement de ces substances, le microbe ne proliférera pas : si nous ajoutons au liquide composé de 12, une substance nuisible (ainsi qu'il arrive avec le nitrate d'argent pour l'aspergillus niger) (1), le microbe ne vivra pas non plus.

Pour les espèces qui n'ont jamais été capables de voir

____

(1) Voyez le chap. III, 3ᵉ partie. — Expérience de M. Raulin.

proliférer chez elles un microbe, on doit, à notre avis, attribuer, tout aussi bien à la présence qu'à l'absence d'une matière, la cause de cette immunité.

Tandis que, dans les espèces capables de voir proliférer chez ses individus un microbe, il faut admettre que c'est par l'addition d'une substance à celle qui forme l'ensemble de l'organisme de ce sujet, qu'est dû l'état d'immunité.

CHAPITRE IX

VINS ET BIÈRES

La levure qui produit la fermentation alcoolique est un être vivant, et a toute la complexité des êtres vivants. Elle contient, en petite quantité, des matières azotées dont les éléments ont été puisés, partie dans le sucre, partie dans le sel ammoniacal; enfin et surtout des matières hydro-carbonées dont tous les éléments proviennent du sucre. C'est, en somme, du sucre qu'elle a tiré presque tous les matériaux de ses tissus, et ce qu'elle a soustrait pour cela n'a évidemment pu subir la fermentation alcoolique.

Une fraction de ce sucre que nous pouvons évaluer au maximum à 1 0/0 du poids total ne donne ni alcool ni acide carbonique, il donne de la levure.

Les résultats de Lavoisier ne peuvent donc pas être exacts, et M. Pasteur a même démontré qu'ils l'étaient beaucoup moins que l'on aurait pu le croire. L'acide carbonique et l'alcool ne sont pas, en effet, contrairement à ce que l'on croyait avant lui, les *seuls* produits de la fermentation alcoolique. Un peu plus de 3 0/0 de sucre donne de la glycérine, un peu moins de 1 0/0 donne de l'acide succinique.

En somme, 5 0/0 du sucre échappe à l'équation de Lavoisier, à ce dédoublement à peu près égal d'alcool et d'acide carbonique que subissent seuls les 95 0/0 du sucre restant, lorsque la fermentation se fait dans les conditions ordinaires.

Et voilà que ce phénomène n'a plus pour nous l'aspect simple que nous lui trouvions en commençant, et que nous rattachions si naturellement à la simplicité de sa cause.

Il ne peut plus être question d'une simple dislocation chimique de la molécule du sucre. Aux dépens de cette molécule, nous voyons la levure formée de tissus variés, de la matière azotée, de la cellulose, de la matière grasse.

En même temps, le sucre subit les transformations les plus diverses, devient de l'acide carbonique, de l'alcool, de la glycérine, de l'acide succinique ; donne en proportions plus faibles d'autres corps que je pourrais citer, et d'autres inconnus encore, c'est-à-dire que la science n'est pas arrivée à isoler, parce qu'il n'y a pas de chimie plus difficile que celle des êtres vivants. A la place du problème chimique que Lavoisier semblait avoir résolu, nous voyons se dresser un problème physiologique plus compliqué, plus délicat, mais aussi plus grand et plus fertile en conséquences.

La fermentation est donc la conséquence de la nutrition et de la vie d'un micro-organisme, du *saccharomyces vini*, et l'alcoolisation du moût de raisin se fait au moyen d'un être aérobien dont les principaux produits d'élimination sont l'alcool et l'acide carbonique (1).

M. Alph. Rommier a fait des expériences très intéressantes pour prouver que l'activité de la fermentation dépend, en partie, de la quantité de ferment (2).

(1) Mais, dans tous les cas, ces ptomaïnes se montrent à nous comme *le produit de la fermentation putride qui est toujours effectuée dans les cadavres par des microbes particuliers.* Les ptomaïnes sont ici le résultat du travail des microbes de la putréfaction et sont *fabriquées par eux exactement comme l'alcool et l'acide carbonique de la fermentation alcoolique sont fabriqués par les levures,* aux dépens du liquide sucré dans lequel elles vivent et se multiplient. (*Les Microbes, les ferments et les moisissures,* par le docteur E. L. Trouessart, p. 230.)

Le mot *ptomaïne* est ici employé par Trouessart dans un sens pareil à celui de *leucomaïne,* que nous avons adopté. (Note de l'Auteur.)

(2) « D'après ce qu'on nous rapporte, on aurait essayé en Allemagne, depuis plusieurs années, un nouveau mode de vinification consistant dans la stérilisation préalable du moût de raisin et ensuite dans son ensemencement avec une levure choisie.

» Ce nouveau genre de vinification n'est que l'extension du procédé appliqué par M. Pasteur à la fabrication de la bière. Il doit certainement produire de bons résultats, parce qu'il empêche la production simultanée des fermentations secondaires ; mais la stérilisation du moût nous paraît une opération délicate et d'une exécution bien difficile dans les grandes exploitations. En réfléchissant à l'application du procédé, nous nous sommes demandé si la stérilisation du moût était bien indispensable à sa réussite, et si, par l'ensemencement avec une levure de vin cultivée, on ne hâterait pas le commencement de la fermentation et l'on n'enrayerait pas alors d'une manière suffisante le développement des fermentations secondaires.

» Il est, en effet, reconnu que des fermentations n'ont pas lieu simultanément dans un même liquide avec une égale énergie ; il arrive bientôt que la plus intense domine toutes les autres et finit par les annihiler. C'est sur ce principe que M. Pasteur a fondé son procédé de culture des ferments. Or, les grains de ferment qui se trouvent sur la pellicule du raisin demandent toujours un temps plus ou moins long, suivant l'élévation de la température, pour germer et pour produire la levure de vin, pendant ce temps les fausses levures et les moisissures se développent, en formant des réactions secondaires qui ôtent de la qualité au vin. Mais si, au moment où on écrase le raisin, on introduisait dans le moût une levure de vin en pleine activité, une levure purifiée par des cultures, la fermentation vineuse s'établirait immédiatement, et, par son action, paralyserait le développement de tous les autres germes.

» C'est en partant de cette idée qu'à l'automne dernier nous avons établi

Maintenant nous allons chercher par quel moyen on peut arrêter cette fermentation.

Selon notre théorie, et sans sortir du liquide aucun des éléments nécessaires à la fermentation, un moyen très simple se présente.

Si la fermentation est due aux fonctions vitales d'un microbe, c'est la vie de ce microbe qu'il faut arrêter, et pour arriver à ce but, d'après ce que nous avons dit déjà plusieurs fois, il faut le mettre en présence de ses propres leucomaïnes, de l'alcool par exemple.

C'est justement ce que fait la pratique.

Lorsqu'on veut faire les vins très doux, comme les vins

une série de fermentations; nous rapporterons les résultats de trois d'entre elles : elles étaient composées chacune de 4 kilogrammes de chasselas écrasé, mis dans des flacons bouchés avec un liège traversé par un tube de verre disposé de manière à recueillir les gaz.

« Le flacon n° 1, servant de témoin, n'a reçu que les 4 kilogr. de chasselas.

« Dans le flacon n° 2, on a mélangé au chasselas 60^{cc} d'un moût contenant de la levure de vin arrivée à sa seconde culture.

« Enfin, dans le flacon n° 3, on a ajouté 60^{cc} de levure de vin conservée depuis une année.

« Les fermentations ont duré du 7 au 14 septembre; elles ont eu lieu à la température ordinaire qui a varié de 15° à 22°.

« Le marc du flacon n° 1 n'a commencé à se soulever qu'au bout de 48 heures; à partir de ce moment jusqu'au 14 septembre, sa fermentation a été peu active; elle était égale à 2 ou 3 bulles d'acide carbonique à la minute. Le 14 septembre, voyant que cette expérience ne se terminait pas, tandis que les deux autres étaient finies, on l'a mise dans une étuve chauffée à 35°, où elle s'est achevée en l'espace de 3 jours. Elle a rendu alors jusqu'à 106 bulles de gaz carbonique à la minute. Les expériences n°s 2 et 3 ont suivi l'une et l'autre une marche à peu près identique. En moins de 12 heures leur marc était soulevé et, dès le milieu de la seconde journée, les fermentations étaient arrivées à leur maximum de puissance; elles correspondaient alors à 70 et 75 bulles de gaz à la minute. Enfin, elles se sont terminées le 14 septembre, quand l'expérience servant de témoin était à peine commencée.

Ces expériences prouvent que la levure de vin cultivée, ajoutée à un moût, en provoque rapidement la fermentation, et qu'elle peut s'effectuer complètement à une température relativement basse, de 15° à 22° au lieu de 30° à 35°. (*Sur la puissance de la levure de vin, cultivée.* Note de M. Alph. Rommier. *Académie des Sciences*, 30 juin 1884.)

d'Andalousie par exemple et certains vins de Catalogne, au moment où la fermentation commence, on ajoute au moût une certaine quantité d'alcool qui empêche le dédoublement du sucre et laisse par conséquent au vin sa douceur naturelle.

Et cependant, ce vin auquel on a laissé tous les éléments qui devaient produire la fermentation, ferment, sucre, etc., reste toute sa durée sans voir ce phénomène se produire en lui, car il conserve toujours sa douceur.

Dans le même ouvrage de M. Duclaux qui résume avec une clarté parfaite toutes les théories et toutes les expériences concernant les fermentations, nous trouvons encore deux passages qui viennent parfaitement corroborer notre idée.

L'alcool, que les fermentations produisent, les gêne toutes, mais les gêne plus ou moins.

« Les mêmes fermentations s'arrêtent lorsque la proportion d'alcool formé est de 2 0/0 par exemple ou même inférieure, et restent alors inertes, quelle que soit la proportion du sucre encore présent dans la liqueur. Les autres vont jusqu'à 10, 12 et même 15 0/0 d'alcool, et ce sont, naturellement, les plus précieuses et les plus recherchées des bières. »

Voilà encore la fermentation arrêtée par la présence de l'alcool, ce qui ne peut s'expliquer que par l'action que nous attribuons aux leucomaïnes sur les microbes qui les ont élaborées.

Dans un autre passage, toujours en parlant des bières, il dit :

« A ce moment il ne fermente plus ou quasi plus. Il contient pourtant encore du sucre.

» Pourquoi ce sucre n'a-t-il pas fermenté puisqu'il y avait de la levure ?

» C'est que cette levure était affaiblie.

» Un long séjour dans l'acide carbonique lui déplaît, nous l'avons vu. »

Cette fois, c'est l'acide carbonique qui produit le même effet, et cet effet ne peut être attribué qu'à la même cause, car l'acide carbonique est aussi une leucomaïne du mycoderme qui produit la fermentation alcoolique.

Voilà trois expériences dans lesquelles les microbes, qui en sont les agents, nous sont parfaitement connus, et leurs leucomaïnes aussi, car ces substances et ces microbes ont été longuement étudiés ; or, dans ces trois expériences qui ont une valeur d'autant plus grande que nous en avons une connaissance plus parfaite, *nous trouvons la confirmation complète de notre théorie.*

TROISIÈME PARTIE

EXPLICATION

DE QUELQUES PHÉNOMÈNES

PAR CETTE THÉORIE

TROISIÈME PARTIE

EXPLICATION

DE QUELQUES PHÉNOMÈNES

PAR CETTE THÉORIE

CHAPITRE PREMIER

CRISES DES MALADIES INFECTIEUSES

Les maladies infectieuses présentent un phénomène qui leur est caractéristique, c'est celui des crises.

On sait à l'avance, dans ces maladies, qu'au bout d'un temps connu, une ou deux semaines par exemple, la maladie doit produire une crise, de laquelle le malade sort guéri, ou mort.

Si le malade résiste à la crise, son état s'améliore de jour en jour, ses forces reprennent et la guérison arrive.

Si le cas contraire se produit, c'est-à-dire si le malade n'a pu ou résister à la crise, ou conserver assez de forces pour se rétablir après l'avoir subie, la mort arrive inévitablement.

Les théories microbiennes, et ce que nous avons dit sur les vaccins, expliquent aussi ce phénomène.

Je le démontre en assimilant ces maladies à une fermentation alcoolique.

Voyons ce qui se passe pour les bières :

« L'alcool que les fermentations produisent les gêne toutes, mais les gêne plus ou moins. Les unes s'arrêtent lorsque la proportion d'alcool formé est de 2 0/0, par exemple, ou même inférieure, et restent alors inertes quelle que soit la proportion du sucre encore présent dans la liqueur. Les autres vont jusqu'à 10, 12 et même 15 0/0 d'alcool, et ce sont naturellement les plus précieuses et les plus usitées (1).

Nous voyons que la fermentation se produit en augmentant d'intensité jusqu'au moment où les microbes qui en sont la cause se trouvent en présence de leucomaïnes en proportion de 2, 10, 12 ou 15 0/0.

A ce moment, les microbes voient leur vie ou leur reproduction arrêtée, et laissent intact le sucre qui se trouve encore dans le liquide, quelle que soit la proportion de celui-ci.

Quels sont les points de ressemblance qui existent dans la fermentation et la maladie infectieuse?

C'est un microbe qui produit la fermentation : c'est également un microbe qui produit la maladie infectieuse.

Dans le liquide sucré qui fermente, le microbe vit aux dépens du sucre.

Dans l'intérieur de l'homme malade, le microbe vit aux dépens du sang et des substances que contiennent les tissus.

____

(1) *Le Microbe et la maladie*, par E. Duclaux, p. 82.

Dans la fermentation, lorsque l'alcool atteint la proportion que nous indiquons plus haut, le microbe reste inerte, et par conséquent la fermentation cesse.

Dans la maladie, le moment où la crise se produit ne serait-il pas, comme cela arrive pour la fermentation, celui où les leucomaïnes sont en proportion suffisante pour arrêter la vie des microbes?

Ce moment arrivé, le malade garderait les éléments nécessaires à sa vie, que les microbes n'auraient pas enlevés.

Si ces éléments sont encore en proportion suffisante pour que le fil de la vie ne soit pas rompu, l'individu reviendra à la santé; si au contraire il est dépourvu de ces éléments il mourra.

Si l'on n'accepte pas cette interprétation, comment expliquer que de très nombreux malades ont été guéris, après la crise, et sans qu'aucun remède leur ait été administré?

Si l'on n'attribue pas aux leucomaïnes l'action qu'elles ont à nos yeux, il faudrait admettre que dans ces maladies, les microbes devraient vivre et se multiplier jusqu'à complet épuisement de toutes les substances que l'homme est capable de lui fournir pour son alimentation; et comme l'absence complète de ces substances implique la mort, ces maladies arriveraient toujours à ce triste résultat.

L'expérience nous dit pourtant qu'un grand nombre de sujets se sauvent, sans que ce résultat favorable puisse être attribué à l'action des médicaments.

CHAPITRE II

En acceptant cette théorie, on se trouve en mesure d'expliquer des phénomènes qui, autrefois, étaient inexplicables.

Pourquoi une épidémie de choléra, par exemple, a-t-elle plus de durée quand elle est moins intense?

Pourquoi sa durée est-elle plus courte lorsque l'intensité est plus grande?

C'est que plus elle est intense et plus il y a de microbes, la vie de ces microbes est d'autant plus active, et par conséquent il doit y avoir plus de leucomaïnes qui agissent mortellement sur ces mêmes microbes.

Si au contraire l'épidémie est légère, c'est que le nombre des microbes est moindre, et qu'ils peuvent plus facilement, emportés par les eaux ou par tout autres véhicules, échapper à l'action de leurs leucomaïnes.

C'est encore dans cette théorie que l'on trouve l'explication du fait qui semblait extraordinaire de voir une ville où le choléra a sévi pendant une année, être indemne l'année suivante ; tandis que, une autre ville, se trouvant sous la même influence atmosphérique et dans des conditions égales, n'ayant pas été atteinte par le fléau la première année, est contaminée la seconde.

On aurait pu croire que le danger était plus à redouter dans la première que dans la seconde, car dans la première il devait y avoir de nombreux germes, tandis que dans la seconde il n'y en avait pas.

Seulement, en admettant que le poison qui doit tuer le microbe est produit par le microbe lui-même, on peut expliquer ceci.

La fausseté de l'idée de l'atténuation des microbes éclate également dans tous ces faits.

On serait porté à croire que l'épidémie diminuant dans une ville, le microbe qui l'a importée est atténué, et que par conséquent l'épidémie causée dans une autre ville par ce même microbe devait être très bénigne. On a pourtant constaté des faits très nombreux qui sont tout à fait en désaccord avec cette opinion.

D'après la théorie exposée ci-dessus, le microbe du choléra doit nécessairement disparaître, plus ou moins tard, de l'Europe.

Pourquoi donc le choléra est-il endémique en Asie? C'est qu'en Orient la putréfaction des cadavres dans le delta du Gange engendre le micro-organisme du choléra qu'aucune putréfaction ne produit en Europe (1).

(1) Le bacille-virgule ainsi que tout autre organisme doit suivre les lois de la végétation, de même que les grandes plantes ; il doit se reproduire

Ce sont ces contingents de putréfaction qui causent l'état endémique du choléra en Asie (1).

Le même fait existe en Europe pour le typhus. Celui-ci est produit par la putréfaction des matières animales dans les eaux d'égout, etc.; et c'est ce qui donne toujours un contingent nouveau de microbes produisant cette maladie. C'est pourquoi, en Europe, le typhus a le double caractère endémique et épidémique, comme il arrive en Asie avec le choléra.

en donnant naissance à ses similaires et il ne peut pas naître d'un végétal appartenant à une autre espèce, et encore moins il ne peut pas être le produit de rien. Et comme les bacilles-virgules sont des micro-organismes qui ne se reproduisent pas dans toutes les contrées, il faut en déduire que la maladie dont ils sont la cause vient, précisément, de l'endroit même où ils ont leur naissance. Nous ne pouvons pas admettre la supposition que des personnes sérieuses avaient pourtant faite, que le choléra était né spontanément dans le delta du Nil ou dans les Indes anglaises. Nous ne pouvons pas accepter non plus que le choléra eût pu se présenter en Europe avant l'importation du bacille-virgule. (Koch, *Conseil impérial de Berlin*, séance du 26 juillet 1884.)

Il existe dans les contrées méridionales de l'Inde, dans le sud du Bengale, une large surface de terrains d'alluvion, baignés par les nombreux deltas du Gange.

Dans ces marécages, où sont accumulés depuis des siècles des détritus organiques en quantités incommensurables et qu'une température toujours élevée maintient en fermentation incessante, une faune et une flore toute spéciale ont dû se développer. Parmi les êtres qui sont propres à cette région, il faut ranger le microbe en virgule. Comme partout, les circonstances de milieu ont créé des espèces strictement indigènes, le schizomycète du choléra ne trouve nulle part ailleurs les conditions nécessaires pour se perpétuer. (Van Ermengen.)

Le choléra contagieux ne se développe jamais spontanément en Europe, il nous est toujours apporté de l'étranger. Jusqu'à aujourd'hui il nous est arrivé de l'Hindoustan. (Van Ermengen.)

(1) Les régions du Sud-Bengale sont fréquemment inondées, la population y vit entassée, dans la plus grande malpropreté, et on y voit des eaux stagnantes qui servent aux usages les plus antihygiéniques. Aussi, le choléra y existe-t-il à l'état endémique. (Van Ermengen.)

CHAPITRE III

LOI D'ACCOUTUMANCE AUX POISONS (1)

On s'explique aussi par cette théorie l'immunité que l'on peut obtenir pour arriver à prendre un poison en s'habituant à son usage, et, en augmentant progressivement la quantité jusqu'à la dose mortelle.

Il importe, pour ceci, de distinguer les poisons dont la cause serait un microbe, et ceux chez lesquels on ne saurait admettre l'existence d'aucun microbe.

(1) *Poison :* Nom générique de toutes les substances qui, introduites dans l'économie animale, soit par l'absorption cutanée, soit par la respiration, soit par les voies digestives, agissent d'une manière assez nuisible, sur le tissu des organes, pour compromettre la vie ou déterminer très promptement la mort. (E. LITTRÉ.)

A cause du sens très large donné au mot poison par M. Littré, on peut observer que si tout empoisonnement par les microbes n'est pas ce qu'on appelle une maladie infectieuse, il n'en est pas moins vrai que toute maladie infectieuse se trouve comprise dans les empoisonnements qui sont causés par l'introduction dans l'organisme de microbes pathogènes. En raison de ceci, le chapitre ci-dessus, qui s'occupe de la loi d'accoutumance aux poisons qui contiennent des microbes, explique comment, pendant une épidémie, des individus peuvent rester indemnes, sans avoir pourtant contracté la maladie ni avoir été vaccinés. L'absence de cette sorte de vaccination naturelle par l'accoutumance explique pourquoi une épidémie est

Dans le premier cas, c'est-à-dire quand le poison est une substance renfermant des microbes qui, en s'introduisant dans l'organisme, vivraient en troublant ses fonctions, voici ce qui se passerait (1) :

On sait qu'il faut commencer par donner, à la personne devant s'habituer au poison, une très petite quantité, que l'expérience a prouvé être inoffensive pour celui qui l'absorbe.

Supposons donc que cette quantité renferme 5 microbes ; ces microbes introduits dans l'organisme vivront et mourront en laissant 5 leucomaïnes.

Le lendemain on introduira, par exemple, une quantité de poison renfermant 8 microbes, quantité que l'on sait à l'avance ne pouvoir, non plus, troubler l'économie.

De ces 8 microbes, 5 seront probablement tués par les 5 leucomaïnes qui se trouvent déjà dans l'organisme ; les 3 restant vivront et laisseront 3 leucomaïnes : 5 + 3 = 8 leucomaïnes.

Si, le lendemain, on introduisait une quantité de poison contenant 8 microbes, l'effet serait nul, car ceux-ci se trouveraient en présence de 8 leucomaïnes qui les tueraient.

Si la quantité de poison absorbée contenait 13 microbes, comme l'organisme contenait déjà 8 leucomaïnes, l'effet produit n'aurait pour cause que 5 microbes, et serait donc pareil au premier cas, dans lequel, on le sait, il ne produit pas de troubles importants (2).

plus à redouter par les personnes qui entrent dans une ville contaminée, venant d'une contrée saine. (L'Auteur.)

(1) Il est très possible que les propriétés toxiques de certains aliments qui ont éprouvé de la putréfaction ou quelque fermentation d'un genre inconnu, soient dues à quelque virus produit par un micro-organisme. Empoisonnements par le saucisson, le poisson gâté, etc., etc. (Dr E. KLEIN, *Microbes et maladies*, p. 246.)

(2) Si nous faisons usage de chiffres, c'est pour rendre notre idée plus

Voici ce qui se passe, lorsque par l'habitude on arrive à pouvoir absorber une grande quantité de poison sans en ressentir les effets. Les conditions ne sont plus les mêmes pour le sujet qui prend une forte dose de poison qui le tue, et pour un autre qui, prenant la même quantité, est indemne.

Chez le premier, l'antidote n'existait pas dans l'organisme; chez le second, au contraire, l'antidote a été élaboré à l'avance.

Pour les poisons dont l'action ne peut pas être attribuée à des micro-organismes, l'explication est aussi très simple.

Afin que le lecteur se trouve mieux en mesure d'accepter mon interprétation, je transcris ici l'intéressante et belle expérience de M. Raulin.

M. Raulin a fait des cultures d'une espèce végétale, l'*aspergillus niger*, et étudié les différentes récoltes qu'elle produit, selon la nourriture qu'on lui donne et les substances qu'elle redoute le plus.

L'aspergillus niger appartient au groupe des mucédinées, dont les types les plus connus sont les moisissures vulgaires et qui sont composées d'un système radiculaire, nommé *mycelium*, vivant dans les profondeurs du milieu

---

saisissable. Si le microbe se reproduit il y aura toujours une même relation entre le nombre des semences et celui de la récolte. Si on sème 10 grains de blé, la récolte sera, par exemple, de 100, mais, si on en sème 5 seulement, la récolte sera de moitié.

La proportion des quantités étant toujours la même, notre interprétation reste admissible, sous ce rapport. (Note de l'AUTEUR.)

nutritif, et d'organes de fructification formés en général d'une colonnette s'élevant dans l'air, et portant les fruits ou spores.

Les spores, ensemencés en terrain favorable, donnent bientôt des tubes *mycéliens rameux*, dont l'enchevêtrement forme une couche blanche et épaisse.

Cet aspergillus pousse très facilement sur le pain mouillé de vinaigre, sur le jus ou les tranches de citron, en général sur les fruits et les liqueurs acides.

M. Raulin a réussi à constituer un milieu favorable au développement de l'aspergillus ce qui lui a permis de faire des expériences très intéressantes.

Le liquide que l'on désigne sous le nom de liquide Raulin est ainsi composé :

Eau.	1 500ᵍʳ
Sucre candi.	70
Acide tartrique.	4
Nitrate d'ammoniaque	4
Phosphate d'ammoniaque.	0,6
Carbonate de potasse.	0,6
Carbonate de magnésie.	0,4
Sulfate d'ammoniaque.	0,25
Sulfate de zinc.	0,07
Sulfate de fer.	0,07
Silicate de potasse.	0,07

A ces éléments, il faut ajouter l'oxygène de l'air dont la plante consomme de très grandes quantités. Elle a aussi besoin d'une température voisine de 35° d'un air humide et convenablement renouvelé.

« Lorsque toutes ces conditions sont réunies, si on sème à la surface du liquide des spores du végétal, on voit, au bout de 24 heures, une membrane blanchâtre et continue recouvrir le liquide. C'est le mycelium de la plante. La fructification commence le jour suivant. Au bout de trois jours, le cycle de végétation est complet…..

» Comme il y a intérêt à obtenir le poids de récolte maximum pour une dépense déterminée de sucre, nous allons employer ces résidus à l'édification de tissus nouveaux. Pour cela, on enlève la plante, on sème de nouveau des spores sur le liquide restant, et trois jours après on obtient une nouvelle récolte un peu plus faible que la première.

» L'ensemble des deux récoltes équivaut à 25 grammes de plante, pesée à l'état sec, et le liquide nutritif est alors complètement épuisé.

» Avec ces éléments de succès, attaquons-nous au problème posé en commençant, cherchons, par exemple, par quel chiffre se mesure l'utilité de la potasse dans le liquide nourricier. Faisons vivre pour cela la plante dans deux cuvettes pareilles, renfermant, l'une du liquide Raulin complet, l'autre, ce liquide sans potasse. Dans le premier cas, il se produira, comme à l'ordinaire, à un gramme près, 25 grammes de plante. Dans l'autre nous en trouverons seulement 1 gramme. La récolte tombe donc au $\frac{1}{25}$ de ce qu'elle était. Elle tombe de même au $\frac{1}{200}$ quand on supprime l'acide phosphorique, au $\frac{1}{125}$ quand on supprime l'ammoniaque….. La suppression du zinc réduit la récolte au $\frac{1}{16}$ de ce qu'elle est dans le liquide normal, en d'autres termes, la ramène de 25 grammes à $2^{gr},5$. Se serait-on attendu à trouver dans le zinc un élément physiologique de cette importance? Et la quantité de sulfate de zinc employée est de 7 centigrammes, renfermant seulement 32 milligrammes de zinc. L'action de cette faible quantité de métal suffit à produire une plus-value de $22^{gr},5$ dans la récolte, c'est-à-dire qu'elle permet la formation d'un poids de plante 700 fois supérieur au sien.

» Cela n'est-il pas singulier ?

» Cela ne le devient-il pas encore davantage, quand on songe que la plante, si sensible à l'action du zinc, est obligée de le puiser dans un liquide où il est dilué à la dose homœopathique du $\frac{1}{50,000}$......

» Nous venons de voir combien l'aspergillus est sensible à l'action des éléments dont il réclame la présence, nous allons le trouver plus sensible encore vis-à-vis de ceux qu'il redoute. Ajoute-t-on au liquide nourricier $\frac{1}{1,600,000}$ (un seize cent millième) de nitrate d'argent, la végétation s'arrête brusquement. Elle ne peut même pas commencer dans un vase d'argent, bien que la chimie soit presque impuissante à montrer qu'une portion quelconque de la matière du vase se dissout dans le liquide. Mais la plante, plus sensible que les réactifs, pourtant si sensibles de sel d'argent, accuse, en refusant de pousser, la présence du corps vénéneux. Elle accuse de même $\frac{1}{651,000}$ de sublimé corrosif, $\frac{1}{4,000}$ de bi-chlorure de platine, $\frac{1}{240}$ de sulfate de cuivre.

. . . .

» Un dernier fait expérimental nous reste à signaler. La plante ne contenant pas de matière verte, on peut être surpris de voir le fer au nombre de ses éléments nutritifs. La suppression de ce métal produit même des résultats du même ordre de grandeur que la suppression du zinc. L'introduction de 1 gramme de fer dans le milieu nutritif amène une augmentation de plus de 800 grammes dans la récolte.

» Malgré cette ressemblance, le rôle du zinc et celui du fer sont tout à fait différents. Le zinc entre dans la plante comme élément constitutif de ses tissus. Le fer ne paraît utile que parce qu'il détruit ou annihile, au fur et à mesure de sa production, un poison sécrété par la plante. En s'accumulant dans le liquide, ce poison finirait par la tuer ; c'est une de ces excrétions que tous les êtres vivants produisent et dont ils doivent à tout prix se débarrasser. Le fer rend à l'aspergillus ce service. Le zinc est un aliment physiologique ; il est, lui, un contre-poison physiologique (1). »

Nous avons vu l'action que des substances minérales peuvent exercer sur la végétation de l'aspergillus niger. Maintenant, il faut, pour arriver à notre but, c'est-à-dire à l'explication de la loi d'accoutumance aux poisons qui ne sont pas des microbes, accepter l'hypothèse de l'existence dans l'organisme de germes ou de microbes (2).

(1) E. Duclaux, *Le Microbe et la maladie*, chap. iv.

(2) Voici quelques-unes des conclusions qui terminent un mémoire présenté par M. Béchamp à l'Académie de médecine le 20 avril 1886 :

» 1° L'intérieur des corps vivants n'est point quelque chose de passif, plus ou moins comparable à un vase rempli de matériaux fermentescibles ; et il n'y a pas, primitivement, de germes morbifiques dans l'air, dans l'eau, dans la terre.

» 2° L'organisme vivant l'est, dans toutes ses parties, non grâce à des qualités occultes... mais bien en tant que formé par des élémenis anatomiques vivants *per se*... qui sont les microzymas.

» 3° L'organisme ne contient pas de germes de microbes atténués latents ou manifestés qui lui seraient étrangers... Mais les microzymas de ces différentes régions et organes deviennent, dans certains cas, ce que l'on appelle improprement du nom de microbes.

» 4° Le corps vivant n'est pas réfractaire à l'introduction de micro-organismes du dehors, etc. » (Béchamp, *Bulletin de l'Académie de Médecine*, Séance du 20 avril 1886, page 577.)

On pourrait expliquer la co-existence du bacille-virgule et du processus cholérique, en supposant que l'affection cholérique modifie tellement les conditions vitales de l'intestin, qu'une des nombreuses espèces de bactéries,

Cette hypothèse peut être admise sans difficulté, puisque la plupart des micrologues ont constaté l'existence de germes ou de microbes dans l'organisme animal.

L'explication, dès ce moment, devient pareille à celle du premier cas : le poison introduit dans l'organisme agirait en déterminant la naissance des germes ou bien en augmentant la récolte des microbes dont nous avons admis la présence (1).

Une petite quantité de poison agirait sur un petit nombre de microbes et l'effet toxique serait dû à l'action de ces microbes comme dans le premier cas. Ces microbes laisseraient leurs leucomaïnes ; une quantité plus grande de poison développerait une quantité plus grande de microbes, et ceux-ci tant par leurs propres leucomaïnes que par celles de leurs précédents, finiraient par mourir en laissant aussi leurs leucomaïnes.

La somme des leucomaïnes des deux premières doses servirait à détruire, en partie ou en totalité, l'action toxique de la troisième dose, et ainsi de suite.

Au moyen de l'expérience de M. Raulin, nous pouvons aussi expliquer le phénomène de l'accoutumance aux poisons. Supposons l'existence de germes de l'aspergillus

qui se rencontrent à l'état normal dans l'intestin, se transforme en bacille-virgule, etc. (*Recherches sur le microbe du choléra asiatique*, par le docteur E. Van Ermengem.)

(1) Une expérience faite par Koch, en cherchant le bacille-virgule du choléra, semble venir à l'appui du développement des microbes dus à la présence des poisons, et qui nous a servi pour expliquer l'action de ces derniers.

« Il y a plus encore ; comme je connaissais les symptômes toujours complexes d'un empoisonnement par l'arsenic, j'intoxiquais des animaux avec cette substance, et après leur mort j'en fis l'autopsie. Je découvris de grandes quantités de bactéries, mais pas de bacilles-virgules. » (Dr Koch. *Séance du Conseil impérial de Berlin*, 26 juillet 1884.)

dans l'organisme animal, et introduisons comme poison le liquide Raulin, privé de fer, à cause de l'action que celui-ci exerce sur les leucomaïnes dont nous cherchons la présence.

Ceci fait, admettons que la récolte type de l'aspergillus privé de fer soit dans une quantité de liquide égale à celle dont nous avons parlé plus haut (2^{gr},50).

Supposons encore que le nombre des germes soit illimité dans l'organisme et, par conséquent, que la récolte soit de même limitée par la quantité de liquide nourricier comme il arrive dans l'expérience de M. Raulin; et que l'aspergillus élabore un poids de substance de leucomaïnes égal à celui de la récolte de la plante.

Si, ces prémisses acceptées, nous introduisons dans l'organisme, où nous avons supposé l'existence de germes de l'aspergillus, la moitié de la quantité qui a servi de type à M. Raulin, nous avons une récolte moitié moindre, soit :

PREMIÈRE DOSE.

Liquide nourricier . . . .   789,99 ⎫
Récolte de leucomaïnes . .   1,25 ⎬ Récolte d'aspergillus . .   1,25

Puisque 789,99 de liquide donnent une récolte maximum de 1,25 d'aspergillus et de 1,25 de leucomaïnes, et que cette récolte obtenue, le liquide reste stérile, admettons que 1,25 de leucomaïnes stérilisent 789,99 de liquide.

Cette hypothèse étant acceptée, voyons ce qui se passe pour la seconde dose.

SECONDE DOSE.

Introduisons comme seconde dose 1.579,990. Comme nous avons 1,25 de leucomaïnes et que nous venons de dire que ces 1,25 stérilisent 789,99 de liquide, il faut diminuer de la quantité de liquide que nous donnons, celle qui sera stérilisée aussitôt en présence des leucomaïnes.

```
Liquide nourricier. .   1.579,990   Récolte aspergillus. .  1,25
—      stérilisé. .      789,995   —      leucomaïnes..  1,25
                         ————————
                         789,995
```

Récolte des leucomaïnes.

```
De la première dose. . . . . . . . . . . . . . .  1,25
De la deuxième dose. . . . . . . . . . . . . . .  1,25
                                                 ————
                                                 2,50
```

TROISIÈME DOSE.

Introduisons maintenant 2.369,985 de liquide. Comme nous avons dans l'organisme 2,50 de leucomaïnes, celles-ci stériliseront 1.579,990 au moment de leur introduction.

```
Liquide nourricier. .   2.369,985   Récolte aspergillus. .  1,25
—      stérilisé. . .   1.579,990   Récolte leucomaïnes. .  1,25
                        ————————
                        789,995
```

Récolte des leucomaïnes.

```
De la première dose . . . . . . . . . . . . . .  1,25
De la deuxième dose. . . . . . . . . . . . . . .  1,25
De la troisième dose. . . . . . . . . . . . . .  1,25
                                                 ————
                                                 3,75
```

De ces calculs il résulte que dans les deuxième et troisième doses, la récolte des aspergillus a été égale à celle

qui a été produite par la première dose, alors même que
les quantités de liquide nourricier eussent été double et
triple que celles de la première.

Voilà comment on peut, d'après notre théorie, expliquer
la nécessité de l'augmentation des doses de poison, pour
en soutenir l'action toxique ou thérapeutique.

OBSERVATION FINALE

L'état actuel de la science reste encore, selon l'opinion de quelques hommes très illustres, aussi obscur que par le passé.

Wirchow a dit dans un discours que « la découverte des microbes n'a fait que reculer la difficulté sans la résoudre ; la lutte de la vie et de la mort, de l'organisme contre la maladie est devenue la bataille des cellules contre les bactéries ; le terrain est plus circonscrit, mais les détails du combat nous échappent encore ».

Nous croyons, cependant, que la science a jeté beaucoup de lumière sur ces questions, dès qu'elle a présenté la grande découverte des microbes. Cette découverte doit nécessairement nous avoir approchés beaucoup de la solution, car nous avons franchi d'un seul pas tout un monde nouveau : celui des infiniment petits, et tout à la fois celui des infiniment puissants.

Aujourd'hui, dans les maladies infectieuses, nous n'assistons plus à la lutte incompréhensible de la vie et de la mort, nous assistons à la lutte de deux êtres ayant des besoins semblables.

Cette lutte se présente donc dans un terrain bien mieux connu et dans des conditions presque égales; car si les êtres organisés dont nous connaissons depuis longtemps l'existence, sont beaucoup plus grands, les êtres infiniment petits sont infiniment plus nombreux.

Qu'il y ait encore des points obscurs, personne n'en doute! Il y a même des contradictions parmi les expériences qui ont été faites, tout le monde le sait; mais personne ne doit s'en étonner car nous sommes au début des sciences micrologiques. Cette circonstance doit seulement nous servir pour ne pas accepter, comme irrécusables, tous les faits expérimentaux, et, surtout, ceux qui ne seront pas d'accord avec les lois générales dont nous connaissons la vérité.

En cherchant des matériaux pour appuyer et développer le travail qu'on vient de lire, j'ai rencontré bien des faits expérimentaux qui ne sont pas d'accord avec ma pensée.

Je n'ai pas reculé devant des faits pareils, car on ne doit pas abandonner une théorie parce que quelques faits expérimentaux lui sont contraires, si elle a le bonheur d'exposer nettement et en les expliquant d'autres expériences et un grand nombre de phénomènes naturels qui étaient restés inexpliqués.

Parmi les expériences qui sont en contradiction avec ce que je viens de dire, la plus importante a été faite par M. Pasteur en 1880, mais, dans une note que lui-même envoyait à l'Académie des sciences, le 26 octobre 1885 (1), il déclare que cette expérience doit être reprise ; car il entrevoit, pour ce qui concerne les inoculations du virus rabique, une explication qui serait tout à fait d'accord avec notre théorie.

C'est dans l'espoir que cette théorie sera reconnue *vraie*, par conséquent qu'elle pourra procurer quelques bienfaits à l'humanité, que nous la livrons au public en général et aux hommes de science en particulier ; et c'est à ceux-ci que nous disons, comme autrefois Chrémès, le personnage de Térence à son interlocuteur Menédème : « Prenez ce que je vous dis, ou pour un avis que je vous donne, ou pour des instructions que je vous demande (2). »

(1) « On peut donner de la nouvelle méthode une autre interprétation encore, interprétation assurément fort étrange au premier aspect, mais qui mérite toute considération, parce qu'elle est en harmonie avec certains résultats déjà connus, que nous offrent les phénomènes de la vie chez quelques êtres inférieurs, et notamment chez divers microbes pathogènes.

« Beaucoup de microbes paraissent donner naissance dans leurs cultures à des matières qui ont la propriété de nuire à leur développement. Dans l'année 1880, j'avais institué des recherches afin d'établir que le microbe du choléra des poules devait produire une sorte de poison de ce microbe.

« Je n'ai point réussi à mettre en évidence la présence d'une telle matière ; mais je pense aujourd'hui que cette étude doit être reprise, et je n'y manquerai pas pour ce qui me regarde, en opérant en présence du gaz acide carbonique pur. » (PASTEUR, *Comptes rendus de l'Académie des sciences*, t. XC, 1880.)

(2) TÉRENCE, *Heautontimoroumenos*, Acte Ier, scène Ire, v. 78.

NOTES JUSTIFICATIVES

NOTES JUSTIFICATIVES

Note nº 1

Sur la prophylaxie du choléra au moyen d'injections hypodermiques de cultures pures de bacille-virgule. (Note de M. Jaime FERRAN. Académie des sciences. Séance du 13 juillet 1885.)

Dans ma dernière Note (1) présentée à cette Académie, sur l'action pathogène des injections du bacille-virgule, j'ai dit que la culture douée d'un maximum de virulence était parfaitement tolérée par l'homme; j'ai ajouté qu'une seconde dose égale à la première ne produisait pas de symptômes généraux tout en ayant une virulence égale à la première, et j'en concluais que la première inoculation donne l'immunité pour mieux résister aux effets de la seconde.

Ayant fait l'application de ces expériences à la prophylaxie du choléra, les résultats obtenus sont vraiment surprenants ; car, sans craindre que les expériences successives puissent être contradictoires, j'affirme à l'Académie que la manière de couper brusquement la courbe de la mortalité d'une épidémie de choléra est aujourd'hui conquise par la Science.

De nombreuses statistiques et courbes graphiques que je soumettrai bientôt à l'examen de cette savante Académie démontreront la vérité de mon assertion.

La manière d'obtenir l'immunité contre le choléra est très

(1) Séance du 13 avril 1885.

simple et en même temps inoffensive. Le vaccin n'est autre chose qu'une culture pure du microbe-virgule du choléra asiatique, dans du bouillon très nutritif; le degré de virulence est en relation directe, jusqu'à un certain point, avec la richesse nutritive du milieu. L'aération, entre autres circonstances, favorise l'intensité de la culture.

Le meilleur vaccin est le plus virulent, c'est-à-dire celui qui produit un nombre plus considérable de cas de choléra expérimental parmi les inoculés. La dose que j'emploie à tous les âges, à partir de deux ans, est celle de 1^{cc} dans chaque bras. Les symptômes développés, tout en ayant quelquefois une grande intensité n'exigent pas de ressources thérapeutiques. Trois inoculations sont nécessaires pour obtenir une profonde immunité. J'en fais une tous les cinq jours à la dose de 2^{cc}, une dans chaque bras, dans le tissu cellulaire de la région du triceps brachial, ce qui fait un total de 6^{cc} de culture virulente.

Le microbe ne se reproduit pas dans le tissu cellulaire et son action prophylactique est due, selon moi, à une sorte d'accoutumance ou d'habitude de l'organisme à *la substance active diffusible apportée par le microbe*. L'immunité produite par ce moyen ne me semble donc autre chose qu'un phénomène d'accoutumance contre la substance susdite qui peut être produite et absorbée dans le cas d'une infection intestinale ordinaire.

Les périls de l'invasion et de la mort commencent à disparaître cinq jours après la vaccination, et les garanties d'immunité augmentent avec les vaccinations successives.

L'élimination de la substance active produite par le bacille et faite par le lait des nourrices donne lieu, dans les nourrissons, à un choléra expérimental, toujours sans gravité. Le lait, les selles, la sueur, les matières rejetées par les vomissements des inoculés ne produisent pas de virgules en culture.

Tous les phénomènes produits par ce principe actif semblent être dus à une action exercée sur les centres nerveux.

Quand on ne veut pas obtenir de symptômes généraux très

intenses avec la vaccination, on opère avec une culture moins chargée de germes, ce qui constitue le premier vaccin.

On ne peut pas encore préciser le temps de durée de l'immunité, mais nonobstant on peut déjà fixer un minimum de deux mois.

Note n° 2.

MM. J. FERRAN et J. PAULI : *Le principe actif du koma-bacile, comme cause de mort et d'immunité. (Compte rendu de l'Académie des sciences. Séance du 18 janvier 1886.)*

De quatre séries d'expériences, effectuées sur des cobayes, les auteurs tirent les conclusions suivantes : « 1° Le koma-bacille mort communique la tolérance qui permet de résister aux effets du bacille-virgule vivant; 2° *le principe actif du bacille-virgule, isolé par des procédés connus, confère une accoutumance qui permet de résister aux effets du microbe vivant,* et vice versa. »

D'après les auteurs, « la cause qui détermine l'immunité et la cause qui provoque la mort sont une seule et même cause, de nature essentiellement chimique; par conséquent, l'immunité n'est en réalité qu'un fait d'accoutumance, que l'on peut obtenir par des agents purement chimiques... »

Note n° 3.

Méthode pour prévenir la rage après morsure, M. PASTEUR. *(Communication à l'Académie des sciences. Séance du 26 octobre 1885.)*

Après des expériences, pour ainsi dire, sans nombre, je suis arrivé, dit M. Pasteur, à une méthode prophylactique, pratique et prompte, dont les succès sur le chien sont déjà assez nombreux et sûrs pour que j'aie confiance dans la généralité de son application à tous les animaux et à l'homme lui-même.

Cette méthode repose essentiellement sur les faits suivants :

L'inoculation au lapin, par la trépanation, sur la dure-mère, d'une moelle rabique de chien à rage des rues, donne toujours la rage à ces animaux après une durée moyenne d'incubation de quinze jours environ.

Passe-t-on du virus de ce premier lapin à un second, de celui-ci à un troisième et ainsi de suite par le mode d'inoculation précédent, il se manifeste bientôt une tendance de plus en plus accusée dans la diminution de la durée d'incubation de la rage chez les lapins successivement inoculés.

Après vingt à vingt-cinq passages de lapin à lapin, on rencontre des durées d'incubation de huit jours, qui se maintiennent pendant une période nouvelle de vingt à vingt-cinq passages. Puis on atteint une durée d'incubation de sept jours que l'on retrouve avec une régularité frappante pendant une série nouvelle de passages allant jusqu'au quatre-vingt-dixième.

C'est du moins à ce chiffre que je suis en ce moment ; et c'est à peine s'il se manifeste actuellement une tendance à une durée d'incubation d'un peu moins de sept jours.

Ce genre d'expériences, commencé en novembre 1882, a déjà trois années de durée, sans que la série ait été jamais interrompue, sans que jamais non plus, on ait dû recourir à un virus autre que celui des lapins successivement morts rabiques. Rien de plus facile, en conséquence, d'avoir constamment à sa disposition, pendant des intervalles de temps considérables, un virus rabique d'une pureté parfaite, toujours identique à lui-même ou à très peu près. C'est le seul nœud *pratique* de la méthode.

Les moelles de ces lapins sont rabiques dans toute leur étendue, avec constance dans la virulence.

Si l'on détache de ces moelles des longueurs de quelques

centimètres avec des précautions de pureté aussi grandes qu'il est possible de les réaliser, et qu'on les suspende dans un air sec, la virulence disparaît lentement dans ces moelles, jusqu'à s'éteindre tout à fait. La durée d'extinction de la virulence varie quelque peu avec l'épaisseur des bouts de moelles, mais surtout avec la température extérieure. Plus la température est basse, et plus durable est la conservation de la virulence.

Ces résultats constituent le point *scientifique* de la méthode (1).

Ces faits étant établis, voici le moyen de rendre un chien réfractaire à la rage en un temps relativement court.

Dans une série de flacons dont l'air est entretenu à l'état sec par des fragments de potasse déposés sur le fond du vase, on suspend, chaque jour, un bout de moelle rabique fraîche de lapin mort de rage, rage développée après cinq jours d'incubation. Chaque jour également, on inocule sous la peau du chien une pleine seringue Pravaz de bouillon stérilisé, dans lequel on a délayé un petit fragment d'une de ces moelles en dessiccation, en commençant par une moelle d'un numéro d'ordre assez éloigné du jour où l'on opère, pour être bien sûr que cette moelle n'est pas du tout virulente. Des expériences préalables ont éclairé à cet égard. Les jours suivants on opère de même avec des moelles plus récentes, séparées par un intervalle de deux jours, jusqu'à ce qu'on arrive à une dernière moelle très virulente, placée depuis un jour ou deux seulement en flacon.

Le chien est alors rendu réfractaire à la rage : on peut lui inoculer du virus rabique sous la peau ou même à la surface du cerveau par trépanation sans que la rage se déclare.

Par l'application de cette méthode, j'étais arrivé à avoir 50 chiens de tout âge et de toute race réfractaires à la rage,

(1) Si la moelle rabique est mise à l'abri de l'air, dans le gaz acide carbonique, à l'état humide, la virulence se conserve (tout au moins pendant plusieurs mois), sans variation de son intensité rabique, pourvu qu'elle soit préservée de toute altération microbienne étrangère.

sans avoir rencontré un seul insuccès, lorsque inopinément
se présentèrent dans mon laboratoire, le lundi 6 juillet dernier, trois personnes arrivant d'Alsace :

Théodore Vone, marchand épicier à Meissengott, près de
Schlestadt, mordu au bras le 4 juillet par son propre chien
devenu enragé ;

Joseph Meister, âgé de 9 ans, mordu également le 4 juillet,
à 8 heures du matin, par le même chien.

Cet enfant, terrassé par le chien, portait de nombreuses
morsures à la main, aux jambes, aux cuisses, quelques-unes
profondes qui rendaient même sa marche difficile. Les principales de ces morsures avaient été cautérisées, 12 heures
seulement après l'accident, à l'acide phénique, le 4 juillet, à
8 heures du soir, par le docteur Weber, de Villé.

La troisième personne qui, elle, n'avait pas été mordue,
était la mère du petit Joseph Meister.

A l'autopsie du chien abattu par son maître, on avait trouvé
l'estomac rempli de foin, de paille et de fragments de bois.
Le chien était bien enragé. Joseph Meister avait été relevé de
dessous lui couvert de bave et de sang.

M. Vone avait au bras de fortes contusions, mais il m'as-
sura que sa chemise n'avait pas été traversée par les crocs
du chien. Comme il n'y avait rien à craindre, je lui dis qu'il
pouvait partir pour l'Alsace le jour même, ce qu'il fit. Mais
je gardais auprès de moi le petit Meister et sa mère.

La séance hebdomadaire de l'Académie des sciences avait
précisément lieu le 6 juillet ; j'y vis notre confrère, M. le docteur Vulpian, à qui je racontais ce qui venait de se passer.

M. Vulpian, ainsi que le Dr Grancher, professeur à l'École
de médecine, eurent la complaisance de venir voir immédiatement le petit Joseph Meister, et constater l'état et le
nombre de ses blessures. Il n'en avait pas moins de 14.

Les avis de notre savant confrère et du docteur Grancher
furent que, par l'intensité et le nombre de ses morsures, Joseph
Meister était exposé presque fatalement à prendre la rage. Je
communiquai alors à M. Vulpian et à M. Grancher les résul-

tats nouveaux que j'avais obtenus dans l'étude de la rage, depuis la lecture que j'avais faite à Copenhague, une année auparavant.

La mort de cet enfant paraissant inévitable, je me décidai, non sans de vives et cruelles inquiétudes, on doit bien le penser, à tenter sur Joseph Meister la méthode qui m'avait constamment réussi sur des chiens.

Mes cinquante chiens, il est vrai, n'avaient pas été mordus avant que je détermine leur état réfractaire à la rage, mais je savais que cette circonstance pouvait être écartée de mes préoccupations, parce que j'avais déjà obtenu l'état réfractaire à la rage sur un grand nombre de chiens après morsure.

J'avais rendu témoins, cette année, les membres de la commission de la rage de ce nouveau et important progrès.

En conséquence, le 6 juillet, à 8 heures du soir, 60 heures après les morsures du 4 juillet, et en présence des docteurs Vulpian et Grancher, on inocula, sous un pli fait à la peau de l'hypocondre droit du petit Meister, une demi-seringue Pravaz d'une moelle de lapin mort rabique le 21 juin, et conservé depuis lors en flacon à air sec, c'est-à-dire depuis 15 jours.

Les jours suivants, des inoculations nouvelles furent faites, toujours aux hypocondres, dans les conditions dont je donne ici le tableau :

		Une demi-seringue Pravaz.	
Le 7 juillet	9 h. matin.	Moelle du 23 juin.	Moelle de 14 jours.
Le 7 —	6 h. soir.	— 25 —	— 12 —
Le 8 —	9 h. matin.	— 27 —	— 11 —
Le 8 —	6 h. soir.	— 29 —	— 9 —
Le 9 —	11 h. matin.	— 1ᵉʳ juillet —	— 8 —
Le 10 —	11 h. —	— 3 —	— 7 —
Le 11 —	11 h. —	— 5 —	— 6 —
Le 12 —	11 h. —	— 7 —	— 5 —
Le 13 —	11 h. —	— 9 —	— 4 —
Le 14 —	11 h. —	— 11 —	— 3 —
Le 15 —	11 h. —	— 13 —	— 2 —
Le 16 —	11 h. —	— 15 —	— 1 —

Je portai ainsi à 13 le nombre des inoculations et à 10 le nombre des jours de traitement. Je dirai plus tard qu'un plus petit nombre d'inoculations eût été suffisant. Mais on comprendra que dans ce premier essai je dusse agir avec une circonspection toute particulière.

Par les diverses moelles employées, on inocula par trépanation deux lapins neufs, afin de suivre les états de virulence de ces moelles.

L'observation des lapins permit de constater que les moelles des 6, 7, 8, 9, 10 juillet, n'étaient pas virulentes, car elles ne rendirent pas leurs lapins enragés.

Les moelles des 11, 12, 13, 14, 15, 16 juillet furent toutes virulentes, et la matière virulente s'y trouvait en proportion de plus en plus forte. La rage se déclara après 7 jours d'incubation sur les lapins des 15 et 16 juillet, après 8 jours sur ceux du 12 et du 14; après 15 jours sur ceux du 11 juillet.

Dans les derniers jours, j'avais donc inoculé à Joseph Meister le virus rabique le plus virulent, celui du chien renforcé par une foule de passages de lapin à lapin, virus qui donne la rage à ces animaux après 7 jours d'incubation, après 8 ou 10 jours aux chiens. J'étais autorisé dans cette entreprise par ce qui s'était passé pour les 50 chiens dont j'ai parlé.

Lorsque l'état d'immunité est atteint, on peut, sans inconvénient, inoculer le virus le plus virulent et en quantité quelconque. Il m'a toujours paru que cela n'avait d'autre effet que de consolider l'état réfractaire à la rage.

Joseph Meister a donc échappé, non seulement à la rage que ses morsures auraient pu développer, mais à celle que je lui ai inoculée pour contrôle de l'immunité due au traitement, rage plus virulente que celle du chien des rues.

L'inoculation finale très virulente a encore l'avantage de limiter la durée des appréhensions qu'on peut avoir sur les suites des morsures. Si la rage pouvait éclater, elle se déclarerait plus vite par un virus plus virulent que par celui des morsures.

Dès le milieu du mois d'août, j'envisageais avec confiance l'avenir de la santé de Joseph Meister. Aujourd'hui encore, après trois mois et trois semaines écoulés depuis l'accident, cette santé ne laisse rien à désirer.

Quelle interprétation donner à la nouvelle méthode que je viens de faire connaître pour prévenir la rage après morsures?

Je n'ai pas l'intention de traiter aujourd'hui cette question d'une manière complète. Je veux me borner à quelques détails préliminaires, propres à faire comprendre le sens des expériences que je poursuis dans le but de bien fixer les idées sur la meilleure des interprétations possibles.

En se reportant aux méthodes d'atténuations progressives des virus mortels et à la prophylaxie qu'on peut en déduire; étant donné, d'autre part, l'influence de l'air dans l'atténuation, la première pensée qui s'offre à l'esprit pour rendre compte des effets de la méthode, c'est que le séjour des moelles rabiques, au contact de l'air sec, diminue, progressivement, l'intensité de la virulence de ces moelles jusqu'à la rendre nulle.

On serait dès lors porté à croire que la méthode prophylactique dont il s'agit repose sur l'emploi de virus, d'abord sans activité appréciable, faibles ensuite et de plus en plus virulents.

Je montrerai ultérieurement que les faits sont en désaccord avec cette manière de voir. Je prouverai que les retards dans les durées d'incubation de la rage communiquée, jour par jour, à des lapins, ainsi que je l'ai dit tout à l'heure, pour éprouver l'état de virulence de nos moelles desséchées au contact de l'air, sont un effet d'appauvrissement en quantité du virus rabique contenu dans ces moelles, et non un effet de son appauvrissement en virulence.

Pourrait-on admettre que l'inoculation d'un virus, de virulence toujours identique à elle-même, serait capable d'amener l'état réfractaire à la rage, en procédant à son emploi par quantités très petites, mais quotidiennement croissantes? C'est une interprétation des faits de la méthode que j'étudie au point de vue expérimental.

On peut donner de la nouvelle méthode une autre interprétation encore, interprétation assurément fort étrange au premier aspect, mais qui mérite toute considération, parce qu'elle est en harmonie avec certains résultats déjà connus, que nous offrent les phénomènes de la vie chez quelques êtres inférieurs, et notamment chez divers microbes pathogènes.

Beaucoup de microbes paraissent donner naissance dans leurs cultures à des matières qui ont la propriété de nuire à leur propre développement.

Dans l'année 1880, j'avais institué des recherches, afin d'établir que le microbe des poules devait produire une sorte de poison de ce microbe (Voir *Comptes rendus*, t. XC, 1880).

Je n'ai point réussi à mettre en évidence la présence d'une telle matière ; mais je pense aujourd'hui que cette étude doit être reprise, et je n'y manquerai pas pour ce qui me regarde, en opérant en présence du gaz acide carbonique pur.

Le microbe du rouget du porc se cultive dans des bouillons très divers, mais le poids qui s'en forme est tellement faible et si promptement arrêté dans sa proportion, que c'est à peine, quelquefois, si la culture s'en accuse par de faibles ondes soyeuses à l'intérieur du milieu nutritif.

On dirait que tout de suite prend naissance un produit qui arrête le développement de ce microbe, soit qu'on le cultive au contact de l'air, soit dans le vide.

M. Raulin, mon ancien préparateur, aujourd'hui professeur à la Faculté de Lyon, a établi, dans la thèse si remarquable qu'il a soutenue à Paris, le 22 mars 1870, que la végétation de l'aspergillus niger développe une substance qui arrête, en partie, la production de cette moisissure quand le milieu nutritif ne renferme pas de sel de fer.

Se pourrait-il que ce qui constitue les virus rabiques soit formé de deux substances distinctes, et qu'à coté de celle qui est vivante, capable de pulluler dans le système nerveux, il y en ait une autre, non vivante, ayant la faculté, quand elle est en proportions convenables, d'arrêter le développement de la première ?

J'examinerai expérimentalement, dans une prochaine communication, avec toute l'attention qu'elle mérite, cette troisième interprétation de la méthode de prophylaxie de la rage.

Je n'ai pas besoin de faire remarquer en terminant que la

plus sérieuse des questions à résoudre en ce moment est peut-
être celle de l'intervalle à observer entre l'instant des morsures et celui où commence le traitement. Cet intervalle pour
Joseph Meister a été de deux jours et demi. Mais il faut s'attendre à ce qu'il soit souvent beaucoup plus long.

Mardi dernier, 20 octobre, avec l'assistance obligeante de
MM. Vulpian et Grancher, j'ai dû commencer à traiter un jeune
homme de 15 ans, mordu depuis 6 jours pleins, à chacune des
deux mains, dans des conditions exceptionnellement graves.

Je m'empresserai de faire connaître à l'Académie ce qui
adviendra de cette nouvelle tentative.

L'Académie n'entendra peut-être pas sans émotion le récit
de l'acte de courage et de présence d'esprit de l'enfant dont
j'ai entrepris le traitement mardi dernier (20 octobre).

C'est un berger, âgé de 15 ans, du nom de J.-B. Jupille, de
Villiers-Farlay (Jura), qui, voyant un chien à allure suspecte,
de forte taille, se précipiter sur un groupe de six de ses petits
camarades, tous plus jeunes que lui, s'est élancé, armé de
son fouet, au devant de l'animal. Le chien saisit Jupille à la
main gauche. Jupille alors terrasse le chien, le maintient sous
lui, lui ouvre la gueule avec sa main droite pour dégager sa
main gauche, non sans recevoir plusieurs morsures nouvelles,
puis, avec la lanière de son fouet, il lui lie le museau, et, sai-
sissant un de ses sabots, il l'assomme.

<hr>

Note n° 4.

*Étude expérimentale des conditions qui permettent de rendre usuel
l'emploi de la méthode de M. Toussaint pour atténuer le virus charbonneux et vacciner les espèces animales sujettes au sang de rate. —
(Note de M. A. CHAUVEAU, à l'Académie des sciences. Séance du
26 juin 1882.)*

En indiquant, le premier, un procédé de vaccination contre
le sang de rate, M. Toussaint a rendu à la science et à l'agri-

culture un service signalé dont on ne lui a pas tenu assez grand compte. L'attention publique a été détournée de la découverte de M. Toussaint, par le grand et légitime retentissement des recherches qui ont amené, bientôt après, M. Pasteur à la création, par cultures artificielles, d'un virus charbonneux atténué, fixe, se reproduisant indéfiniment avec ses propriétés plus ou moins bénignes.

D'un autre côté, l'inventeur du premier vaccin charbonneux, momentanément condamné à l'inaction par la maladie, n'a pu donner à sa découverte tous les développements qu'elle comporte. Il a paru à l'ancien maître de M. Toussaint qu'il était de son devoir, en attendant le rétablissement complet de son élève, de montrer au public, par de nouvelles recherches expérimentales, toute l'importance de la découverte de M. Toussaint.

On sait que M. Toussaint vaccine les moutons contre le sang de rate en leur inoculant du sang charbonneux chauffé pendant quelques minutes à une certaine température ; on sait aussi, par la démonstration qu'en a donnée M. Pasteur, que l'élévation de température agit dans ce cas en atténuant l'activité du virus, la bactéridie charbonneuse. Cette curieuse modification, imprimée presque instantanément à la virulence de cette bactéridie, diffère-t-elle essentiellement, par sa nature, de la virulence atténuée des bactéridies qui se développent et se multiplient, à la température relativement élevée de $+ 42°$-$43°$? Elle passe, en tous cas, pour être beaucoup moins sûre. Je me propose de démontrer que c'est à tort. Employé suivant certaines règles que je vais exposer, le chauffage, pendant un temps très court, du sang infecté de bactéridies, transforme ce fluide en un vaccin tout aussi sûr que celui de M. Pasteur.

La première règle à suivre, la principale, c'est de pratiquer le chauffage de manière à communiquer au sang presque instantanément et également dans toutes ses parties la surélévation de température et de le soustraire de même à cette influence. Lorsque la quantité de sang à transformer en vaccin est trop considérable, toutes les parties ne sont pas uniformément impressionnées par un très court chauffage; les agents virulents des couches profondes peuvent conserver toute leur activité et leur aptitude à causer une infection mortelle; à moins que le chauffage ne soit trop prolongé, auquel cas on s'expose à tuer absolument le plus grand nombre des agents virulents. Pour éviter cet écueil, il faut renfermer le sang dans de petites pipettes cylindriques, de 1 millimètre au plus de diamètre. On scelle l'extrémité de ces pipettes, et l'on plonge la partie qui contient le sang dans une grande masse d'eau, portée et maintenue à la température voulue. Au bout du temps convenable, les pipettes sont retirées et plongées dans de l'eau froide. Grâce à la faible masse du véhicule qui renferme les agents virulents, ceux-ci s'échauffent et se refroidissent tous de même, avec une précision qui ne laisse rien à désirer.

Une autre règle doit être encore rigoureusement observée si l'on veut assurer pleinement la réussite de l'opération : il faut recueillir le sang dans des conditions qui permettent d'affirmer que les agents virulents introduits dans les tubes ont tous la même vitalité, la même activité, et qu'ils seront ainsi impressionnés de la même manière par le chauffage. C'est le cas, quand on prend le sang sur un cochon d'Inde qui vient de mourir après avoir survécu de 36 à 48 heures à l'inoculation d'un virus très actif. Avant d'introduire le sang dans les pipettes, on laisse celui-ci se prendre en caillots, que l'on brise et que l'on écrase pour en extraire un sang défibriné, qui est toujours très riche en bâtonnets virulents.

En une heure, avec un seul cochon d'Inde, il est facile de préparer la quantité de vaccin nécessaire pour inoculer plus de 50 moutons. L'inoculation se fait avec la pointe de la lancette, chargée, par les procédés usuels de mon laboratoire, d'une très petite quantité de virus. Deux ou trois larges piqûres sous-épidermiques, à la face interne d'une oreille, suffisent pour une inoculation active.

Le vaccin ainsi préparé doit être employé de suite, ou le

lendemain de sa préparation au plus tard. L'expérience m'a appris qu'il est alors tout aussi inoffensif et efficace que le vaccin Pasteur, *si le chauffage a été pratiqué à une température et pendant un temps convenables*. Voilà le point de très grand intérêt que j'ai à traiter maintenant.

Entre le point de chauffage qui fait perdre au sang presque toute son activité et celui qui respecte presque toute sa virulence, on croit généralement qu'il n'existe qu'une stade intermédiaire correspondant à un seul degré d'atténuation plus ou moins difficile à obtenir. C'est une erreur. Mes recherches m'ont appris que la marge comprise entre ces points extrêmes est assez large pour qu'on puisse, en chauffant plus ou moins, obtenir plusieurs degrés d'atténuation ; rien de plus facile que de produire ainsi en quelques minutes cinq ou six virus-vaccins d'activité presque régulièrement graduée. Cette méthode pour faire varier l'activité du virus-vaccin est vraiment d'une admirable simplicité.

Voici quelques indications sur son emploi et ses résultats.

C'est à partir de la température $+ 43°\text{-}44°$, suffisante pour empêcher tout développement, toute multiplication de *bacillus anthracis*, qu'on peut soumettre au chauffage le sang charbonneux destiné à être transformé en matière à vaccination.

L'opération réussit parfois encore à la température de $+ 53°\text{-}54°$. On n'a presque plus de chance de succès si l'on dépasse tant soit peu cette limite.

Naturellement la durée du chauffage doit être en raison inverse de l'élévation de température, et pour une température donnée directement, proportionnelle au degré d'atténuation que l'on veut obtenir.

Je laisse provisoirement de côté les expériences que j'ai faites avec les températures inférieures à $+ 50°$; il suffira, pour le moment, d'indiquer les résultats produits par le chauffage à 54°, $+ 52°$, $+ 50°$.

Neuf à dix minutes d'exposition à la température de $+ 54°$ suffisent à tuer complètement les bactéridies du sang charbonneux.

Ce temps est bien court : il ne permet pas d'opérer avec beaucoup de sûreté l'atténuation du virus, aussi le chauffage à + 54° est un procédé à écarter, quoique j'aie pu obtenir des vaccins charbonneux en chauffant du sang virulent à cette température pendant, 8, 7, 6, et 5 minutes.

A + 52°, on peut opérer au contraire avec une sécurité à peu près complète. Il faut un chauffage d'environ 15 à 16 minutes pour arriver alors à anéantir toute vitalité dans le virus. Avec le chauffage de 14 minutes, l'activité virulente de la bactéridie est respectée, mais extrêmement atténuée. Cette atténuation se marque de moins en moins si l'on fait descendre la durée du chauffage à 12, 10, 8, 6 minutes.

C'est le chauffage à + 50° mis en œuvre par M. Toussaint, que j'ai étudié avec le plus de soin. Avec cette température, il faut environ 20 minutes pour tuer la bactéridie charbonneuse. Le chauffage pendant 18 minutes produit un excellent vaccin d'une très grande atténuation. L'atténuation est encore marquée, après un chauffage d'une durée de 10 minutes, mais elle n'est déjà plus suffisante pour permettre de premières vaccinations absolument inoffensives. A plus forte raison, en est-il de même, si la durée du chauffage est réduite à 8 minutes. Entre ces deux degrés extrêmes d'atténuation, s'intercalent naturellement un certain nombre de degrés intermédiaires graduellement croissants, quand on fait varier la durée du chauffage de 18 à 10 minutes.

Une première inoculation avec du vaccin faible (sang chauffé à + 50° pendant 15 minutes) et une seconde inoculation à 10 ou 15 jours d'intervalle avec du vaccin fort (sang chauffé pendant 9 à 10 minutes) préserve les moutons des atteintes du virus le plus actif inoculé plus tard.

Ce n'est pas seulement par le résultat des inoculations, qu'il est permis de juger du degré d'atténuation que le chauffage de durée plus ou moins courte communique à l'activité du virus charbonneux. La diminution de la virulence coïncide toujours avec un affaiblissement équivalent dans l'activité de la prolifération du microphyte. La constatation de cet affaiblissement constitue même un très élégant et un très intéressant moyen de prouver que l'influence atténuante du chauffage varie comme la durée de celui-ci.

Ainsi que l'on prépare dix petits ballons à culture exactement de la même manière et qu'on ensemence le liquide qu'ils contiennent (bouillon de mouton) avec une goutte de même sang charbonneux non chauffé ou chauffé à $+52°$ pendant 8, 9, 10, 11, 12, 13, 14, 15, 16 minutes. Placés dans une étuve à $+38°$, ces ballons ne se comporteront pas de la même manière au point du vue des progrès de la culture. En les observant avec soin à intervalles assez rapprochés, on constate que le travail de prolifération commence à apparaître dans le ballon ensemencé avec le sang non chauffé, puis, en suivant de très près dans ceux dont la semence n'a été chauffée que pendant 8, 9, 10 minutes. Ce travail est encore plus tardif là où la durée de l'échauffement de la semence a été portée à 11, 12 minutes.

Au bout de 24 heures, il débute à peine dans le ballon ensemencé avec le sang exposé 13 minutes à l'élévation de température. Ce n'est guère qu'après 48 heures qu'on voit poindre les premiers linéaments de flocons de *mycellium* dans le ballon à demeure chauffé pendant 14 minutes.

Enfin, le développement très problématique dans l'avant-dernier ballon (semence chauffée 15 minutes) se montre absolument nul dans le dernier (semence chauffée 16 minutes).

Ces renseignements nouveaux donnent sa valeur réelle au fait découvert par M. Toussaint. Je me garderai bien de le comparer au point de vue de l'importance scientifique à cette meilleure création de races de virus-vaccins que nous devons à M. Pasteur. Mais je pense que, sur le terrain de l'utilisation pratique, les deux méthodes de vaccination peuvent se partager la faveur publique et l'honneur des services à rendre à l'agriculture.

Note n° 5.

De l'atténuation des cultures virulentes par l'oxygène comprimé. (Note
de M. A. CHAUVEAU, présentée par M. BOULEY, à l'*Académie des
sciences*, Séance du 19 mai 1884.)

De toutes les études qui ont succédé aux travaux de M. Toussaint, sur l'atténuation virulente par l'action modérée des
agents physiques ou chimiques destructeurs des virus, il résulte clairement que ces agents possèdent tous, plus ou moins,
la faculté d'amoindrir l'activité infectieuse des ferments virulents, au lieu de l'anéantir complètement, si l'on a soin de
ne pas utiliser tout entière l'influence destructive à la quelle
on expose ces ferments.

En ce qui concerne la chaleur, la preuve de l'existence de
cette faculté atténuante est maintenant complète. Il y avait
donc lieu de penser que l'oxygène comprimé, qui partage
avec le premier agent, suivant la démonstration de M. P. Bert,
la propriété d'être à la fois une source de vie et de mort pour
les microbes infectieux, se comporterait exactement comme la
chaleur. On était certainement en droit de supposer qu'avant
d'atteindre la tension qui tue les cultures virulentes, ou les
empêche de se développer, l'oxygène en atténuerait graduellement l'activité, si on l'amenait, par une compression graduée, au voisinage du degré de tension capable de s'opposer
à toute prolifération.

L'expérience a été faite sur mes indications, dans mon laboratoire, par M. Wosnessenski, avec le bacille de Davaine
(bacille de sang de rate ou fièvre splénique).

Elle ne semble pas avoir prononcé en faveur de cette hypothèse. Il est arrivé en effet, que les cultures de ce bacille au
contact de l'air ou de l'oxygène comprimés, se sont montrées
ou plus actives qu'à l'état normal, dans le cas de pressions
modérées, ou complètement inactives, dans le cas de fortes
compressions (*Comptes rendus*, séance du 4 février 1884, p. 314).

J'ai vu et contrôlé tous les faits de M. Wosnessenski; ils sont rigoureusement exacts. Je n'en ai pas moins persisté à croire à l'action atténuante de l'oxygène comprimé et à la considérer comme le corollaire obligé des démonstrations de M. P. Bert. Selon mes vues, entre les tensions qui activent la faculté infectieuse des cultures, et celle qui y détruit toute activité, s'intercalent nécessairement des degrés de tension capables d'atténuer plus ou moins la virulence de l'agent infectieux, même à l'égard du cobaye, qui a été le réactif physiologique employé par M. Wosnessenski pour éprouver l'activité de ses cultures. Mais, sans doute, la zone de ces tensions intermédiaires est fort étroite, et les limites en sont très difficiles à déterminer.

Il m'a semblé qu'en ayant recours à d'autres réactifs, on retrouverait peut-être une espèce animale se prêtant mieux que le cobaye à la détermination des conditions qui permettent à l'oxygène comprimé d'atténuer les cultures du bacille de Davaine.

On sait, en effet, que toutes les espèces animales susceptibles d'être infectées mortellement par un virus doué de toute son activité ne se comportent pas d'une manière identique à l'égard des formes atténuées de ce virus. Le hasard m'a, du premier coup, exceptionnellement favorisé. J'ai inoculé au mouton les cultures réussies de bacille du sang de rate dans l'oxygène comprimé et j'ai observé alors les faits d'atténuation virulente les plus intéressants et les plus féconds peut-être en applications pratiques.

Dans les nouvelles expériences que j'ai faites, j'ai constaté, toutes choses égales d'ailleurs, au point de vue de la qualité de la semence, de la qualité et de la quantité du bouillon employé pour les cultures, de la température, du temps, qu'une légère augmentation de la tension de l'oxygène avive la virulence de ces cultures, aussi bien pour le mouton que pour le cobaye. Mais une augmentation plus forte de cette tension n'accroît plus la virulence que pour le cobaye et la diminue au contraire un peu pour le mouton. Enfin, avec une tension plus rapprochée encore de celle qui entraîne l'arrêt de tout développement dans les cultures, on obtient des spores qui, tout en tuant encore les cobayes à peu près aussi vite que le virus charbonneux ordinaire, peuvent être inoculées impunément à tous les moutons.

Quand les cultures ont été amenées à ce degré d'atténuation, elles produisent néanmoins, sur les sujets auxquels on les inocule, des troubles passagers plus ou moins accentués. Tous les moutons inoculés témoignent du malaise; tous éprouvent une certaine élévation de température qui, chez quelques-uns, peut aller jusqu'à 42°,5. Tous reviennent en quelques jours aux conditions physiologiques. J'ajoute que l'immunité communiquée aux sujets inoculés *une seule fois* avec ces cultures atténuées est aussi parfaite que possible.

Réinoculés plusieurs fois avec du virus fort, qui tuait en trente-six heures tous les moutons témoins, ces sujets ont tous résisté; aucun même n'a été sensiblement malade après les réinoculations.

L'atténuation, ainsi obtenue, s'est, dans une série, transmise intégralement aux cultures de deuxième génération entreprises à la température + 36°, 37°, sous pression normale.

Une autre constatation du même ordre m'a étonné au point de laisser dans mon esprit une certaine défiance. Dans les conditions ordinaires, le sang du cobaye mort de fièvre splénique est habituellement très virulent pour le mouton. Mais si le sang est pris sur des sujets qui ont succombé après l'inoculation d'un virus cultivé sous pression et franchement inactif sur le mouton, ce sang peut être inoculé impunément aux animaux de l'espèce ovine.

Cette innocuité s'est manifestée dans deux séries d'expériences comprenant chacune quatre sujets. Aucun de ces 8 moutons n'a succombé, après avoir reçu, sous la peau de la cuisse, une quantité notable de sang étendu de bouillon, en provenance des cobayes qui avaient survécu 36 heures à peine à une inoculation de spores cultivées dans l'oxygène comprimé. J'ajoute que ces 8 animaux ont résisté à toutes les inoculations de virus fort, pratiquées ultérieurement.

J'ai encore constaté, dans cette série d'études, un autre fait fort important. Ces cultures, dont l'atténuation est si sûre qu'elles ne font périr aucun mouton, et l'activité si grande qu'elles confèrent l'immunité la plus solide, jouissent encore d'un autre très grand avantage, celui de conserver cette activité pendant plusieurs mois. Ainsi, je possède des liquides de cultures dont l'inoculation, après 6, 10 et même 15 semaines, engendre aussi sûrement l'immunité qu'au moment même de leur préparation ; ces liquides ont, du reste, conservé de même leur aptitude à tuer le cobaye adulte en 36, 40 heures.

J'ai pu constater enfin que l'inoculation des liquides de cultures atténuées par l'oxygène comprimé est encore plus innocente et tout aussi efficace sur le bœuf que sur le mouton.

D'autres virus ont été également atténués par l'oxygène comprimé.

Les cultures de rouget sont au nombre de celles qui subissent le plus sûrement et le plus facilement l'influence atténuante de cet agent.

Tous ces faits autorisent de grandes espérances relativement aux applications pratiques de l'emploi de l'oxygène comprimé comme méthode générale d'atténuation de virus.

A l'égard du rouget, je me tiendrai dans la plus grande réserve, jusqu'à ce que la multiplicité des faits en ait prouvé solidement la constance. Je ne m'attends pas à être beaucoup plus heureux que ne l'a été M. Pasteur avec l'utilisation de l'ancienne méthode de l'atténuation du virus par leur passage sur des espèces animales différentes ; mais je suis disposé à être plus confiant dans le succès pour le sang de rate. J'espère que mes études ultérieures m'amèneront à déterminer bientôt les conditions à l'aide desquelles on pourra, sans embarras, rendre usuelle la fabrication du virus si précieusement atténué, que je n'ai obtenu jusqu'à présent qu'en très petite quantité dans des expériences de laboratoire.

La belle conquête de M. Pasteur s'enrichirait alors de très grands avantages : 1° immunité communiquée par une seule inoculation préventive ; 2° néanmoins très grande sécurité de l'inoculation ; 3° faculté d'employer les cultures atténuées longtemps après leur préparation.

Note n° 6.

Sur les maladies virulentes, et en particulier sur la maladie appelée vulgairement choléra des poules, par M. PASTEUR. (*Académie des Sciences*. Séance du lundi 9 février 1880.)

. . . .

Dès lors, non seulement la théorie de Liebig n'avait plus le moindre fondement, mais les phénomènes de la fermentation se présentaient comme de simples phénomènes de nutrition, s'accomplissant dans des conditions exceptionnelles, dont la plus étrange et la plus significative, sans doute, est l'absence possible du contact de l'air.

La médecine humaine comme la médecine vétérinaire s'emparèrent de la lumière que leur apportaient ces nouveaux résultats. On s'empressa notamment de rechercher si les virus et les contages ne seraient pas des êtres animés. Le Dr Davaine (1863) s'efforça de mettre en évidence les fonctions de la bactéridie du charbon, qu'il avait aperçue dès l'année 1850 ; le Dr Chauveau (1868) chercha à établir que la virulence était due aux particules solides antérieurement aperçues dans tous les virus ; le Dr Klebs (1872) attribua le virus traumatique à des organismes microscopiques ; le Dr Koch (1876), par la méthode des cultures, obtint des corpuscules-germes de la bactéridie, semblables de tout point à ceux que j'avais signalés dans les vibrions (1865-1870), et l'étiologie de plusieurs autres maladies fut rapportée à l'existence de ferments microscopiques. Aujourd'hui les esprits les

plusrebelles à la doctrine de la théorie des germes sont ébran-
lés. Mais quelle obscurité pourtant voile sur plusieurs points
la vérité !

. . . .

La variolisation et la vaccination sont des pratiques connues dans l'Inde de temps immémorial, et, lorsque Jenner
montra l'efficacité de la vaccine, le peuple des campagnes, où
il exerçait la médecine, savait que la picote des vaches, ou
cow-pox, préservait de la variole. Le fait de la vaccine est
unique, mais le fait de la non-récidive des maladies virulentes
paraît général. L'organisme n'éprouve pas deux fois les
effets de la rougeole, de la scarlatine, du typhus, de la peste,
de la variole, de la syphilis, etc. ; du moins l'immunité per-
siste pendant un temps plus ou moins long.

. . . .

La culture répétée du microbe infectieux dans du bouillon de poule, en passant toujours d'une culture à la suivante
par l'ensemencement d'une quantité pour ainsi dire infiniment petite, par exemple par ce que peut emporter la
pointe d'une aiguille simplement plongée dans la culture,
n'affaiblit pas la virulence de l'organisme microscopique non
plus, ce qui revient d'ailleurs à la même chose, que la facilité de sa multiplication à l'intérieur du corps des gallinacés.
Cette virulence est si grande que, par l'inoculation d'une
minime fraction de goutte d'une culture, vingt fois sur vingt,
la mort arrive en deux ou trois jours, et le plus souvent en
moins de vingt-quatre heures.

. . . .

Par certain changement dans le mode de culture on peut
faire que le microbe infectieux soit diminué dans sa virulence. C'est là le point vif de mon sujet. Je demande néanmoins la liberté à l'Académie de ne pas aller, pour le moment,
plus avant dans ma confidence sur les procédés qui me permettent de déterminer l'atténuation dont je parle, autant
pour conserver quelque temps encore l'indépendance de
mes études que pour mieux en assurer la marche.

La diminution dans la virulence se traduit dans les cultures par un faible retard dans le développement du microbe, mais au fond il y a identité de nature entre les deux variétés du virus. Sous le premier de ces états, l'état très infectieux, le microbe inoculé peut tuer vingt fois sur vingt. Sous le second de ces états, il provoque vingt fois sur vingt la maladie et non la mort. Ces faits ont une importance facile à comprendre : ils nous permettent, en effet, de juger, en ce qui concerne la maladie qui nous occupe, le problème de sa récidive ou de sa non-récidive. Prenons quarante poules, inoculons-en vingt avec un virus très virulent, les vingt poules mourront. Inoculons les vingt autres avec le virus atténué, toutes seront malades, mais elles ne mourront pas. Laissons-les se guérir et revenons ensuite, pour ces vingt poules, à l'inoculation du virus très infectieux ; cette fois il ne tuera pas. La conclusion est évidente : la maladie se préserve elle-même. Elle a le caractère des maladies virulentes, maladies qui ne récidivent pas.

. . . .

Avant Jenner, et lui-même a longtemps pratiqué cette méthode, comme je le rappelais tout à l'heure, on variolisait, c'est-à-dire qu'on inoculait la variole pour préserver de la variole. Aujourd'hui dans divers pays, on clavelise les moutons pour les préserver de la clavelée, on inocule la péripneumonie pour préserver de cette très grave affection de l'espèce bovine.

Note n° 7.

Sur le choléra des poules ; études des conditions de la non-récidive de la maladie et de quelques autres de ses caractères, par M. Pasteur. (*Académie des sciences.* Séance du 26 avril 1880.)

Dans la communication que j'ai eu l'honneur de faire à l'Académie au mois de février dernier, j'ai annoncé, entre

autres résultats, que le choléra des poules était produit par un
parasite microscopique, qu'il existait un virus atténué de
cette maladie, qu'enfin une ou plusieurs inoculations de ce
virus atténué peuvent préserver ces animaux des atteintes
mortelles d'une inoculation ultérieure

. . . .

. . . .

Afin d'expliquer plus clairement et plus brièvement les
résultats dont j'ai à rendre compte, qu'il me soit permis
d'employer le mot *vacciner*, pour exprimer le fait d'inoculation à une poule de virus atténué. Cette convention étant
admise, je pourrai dire, sur la foi de nombreuses expériences
que les effets de la vaccination sont variables avec les poules,
que certaines résistent au virus très virulent à la suite d'une
seule inoculation préventive du virus atténué, que d'autres
exigent deux inoculations préventives et même trois, que dans
tous les cas toute inoculation préventive a son action propre,
parce qu'elle prévient toujours dans une certaine mesure,
qu'en un mot on peut vacciner à tous les degrés et qu'il est
toujours possible de vacciner d'une manière complète, c'est-
à-dire d'amener la poule à ne plus pouvoir recevoir aucune
atteinte du virus le plus virulent.

Je porterai plus sûrement la conviction dans les esprits
si j'indique brièvement la marche et les résultats des expériences de démonstration. Je prends quatre-vingts poules
neuves (j'appelle de ce nom les poules qui n'ont jamais eu
la maladie du *choléra des poules*, ni spontanée, ni communiquée).

A vingt d'entre elles, j'inocule le virus très virulent : les
vingt périssent. Des soixante qui restent, j'en distrais encore
vingt et je les inocule par une seule piqûre à l'aide du virus
le plus atténué que j'aie pu obtenir : aucune ne meurt. Sont-
elles vaccinées pour le virus très virulent ? Oui, mais seulement
un certain nombre d'entre elles. En effet, si sur ces vingt
poules je pratique l'inoculation du virus le plus virulent,
six ou huit par exemple, tout en étant malades, ne mourront

pas, contrairement à ce qui a eu lieu pour les vingt premières
poules neuves, dont vingt sur vingt ont péri. Je distrais de
nouveau du lot primitif vingt poules neuves que je vaccine
par deux piqûres appliquées successivement après un intervalle de sept à huit jours. Seront-elles vaccinées par le virus
très virulent? Afin de le savoir, réinoculons-les par ce virus.
Cette fois, et contrairement au résultat de la deuxième expérience, ce n'est plus six ou huit qui ne mourront pas, mais
douze ou quinze. Enfin si je distrais encore vingt poules
neuves du lot primitif et je les vaccine successivement par le
virus atténué, non pas une ou deux fois, mais trois ou quatre,
la mortalité par l'inoculation du virus très virulent, la maladie même, seront nulles.

Dans ce dernier cas les animaux sont amenés aux conditions de ceux des espèces qui ne contractent jamais le choléra des poules.

. . . .

L'explication à laquelle les faits nous conduisent, tant de
la résistance constitutionnelle de certains animaux que de
l'immunité que créent chez les poules des inoculations préventives, n'a rien non plus que de naturel quand on considère
que toute culture, en général, modifie le milieu où elle s'effec-
tue : modification du sol s'il s'agit des plantes ordinaires,
modification des plantes ou des animaux, s'il s'agit de leurs
parasites; modification de nos liquides de culture, s'il s'agit
des mucédinées, des vibrioniens ou des ferments. Ces modifications se manifestent et se caractérisent par cette circonstance que des cultures nouvelles des mêmes espèces dans ces
milieux deviennent promptement difficiles ou impossibles.
Que l'on ensemence du bouillon de poule avec le microbe du
choléra et qu'après trois ou quatre jours on filtre le liquide
pour éloigner toute trace de microbe, qu'en dernier lieu on
ensemence de nouveau le liquide filtré par ce parasite : celui-
ci se montrera tout à fait impuissant à reprendre le plus
faible développement. D'une parfaite limpidité après sa filtra-
tion, le liquide garde indéfiniment cette limpidité.

Comment ne pas être porté à croire que par la culture dans la poule du virus atténué on place le corps de celle-ci dans l'état de ce liquide filtré qui ne peut plus cultiver le microbe? La comparaison peut se poursuivre plus loin encore, car, si l'on filtre du bouillon en pleine culture du microbe, non pas le quatrième jour de la culture, mais le second, le liquide filtré sera encore apte à cultiver de nouveau le microbe, quoique avec moins d'énergie qu'au début. .   .   .   .

Note n° 8.

De l'atténuation du virus du choléra des poules, par M. L. Pasteur.
(*Académie des sciences*. Séance du mardi 26 octobre 1880.)

Des divers résultats que j'ai eu l'honneur de communiquer à l'Académie sur l'affection vulgairement appelée *choléra des poules*, je prends la liberté de rappeler les suivants :

1° Le choléra des poules est une maladie virulente au premier chef.

2° Le virus est constitué par un parasite microscopique qu'on multiplie aisément par la culture, en dehors du corps des animaux que le mal peut frapper. De là, la possibilité d'obtenir le virus à l'état de pureté parfaite et la démonstration irréfutable qu'il est seul agent de maladie et de mort.

3° Le virus offre des virulences variables. Tantôt la maladie est suivie de la mort; tantôt, après avoir provoqué des symptômes morbides d'une intensité variable, elle est suivie de guérison.

4° Les différences que l'on constate dans la puissance du virus ne sont pas seulement le résultat d'observations empruntées à des faits naturels : l'expérimentateur peut les provoquer à son gré.

5° Comme cela arrive, en général, pour toutes les maladies virulentes, le choléra des poules ne récédive pas, ou plutôt la récidive se montre à des degrés qui sont en sens inverse de l'intensité plus ou moins grande des premières atteintes de l'affection, et il est toujours possible de pousser la préservation assez loin pour que l'inoculation du virus le plus virulent ne produise plus du tout d'effet.

6° Sans vouloir rien affirmer présentement sur les rapports des virus varioleux et vaccinal humains, il est sensible par les faits précédents que, dans le choléra des poules, il existe des états de virus qui, relativement au virus le plus virulent, font l'effet du vaccin humain relativement au virus varioleux. Le virus-vaccin proprement dit donne une maladie bénigne, la vaccine, qui préserve d'une maladie plus grave, la variole. Pareillement, le virus du choléra des poules présente des états de virulence atténuée qui donnent la maladie et non la mort, et dans de telles conditions que, après guérison, l'animal peut braver l'inoculation d'un virus très virulent. La différence est grande cependant, à certains égards, entre les deux ordres de faits, et il n'est pas inutile de remarquer que, sous le rapport des connaissances et des principes, l'avantage est du côté des études sur le choléra des poules : tandis qu'on discute encore sur les relations de la variole et de la vaccine, nous avons la certitude que le virus atténué du choléra dérive du virus très virulent propre à cette maladie, qu'on passe directement du premier de ces virus au second, en un mot, que leur nature fondamentale est la même.

Le moment est venu de m'expliquer sur l'assertion capitale qui fait le fond de la plupart des propositions précédentes, à savoir qu'il existe des états variables de virulence dans le choléra des poules : étrange résultat assurément, quand on songe que le virus de cette affection est un organisme microscopique qu'on peut manier à l'état de pureté parfaite, comme on manie la levure de bière ou le mycoderme du vinaigre. Et pourtant, si l'on considère de sang-froid cette donnée mystérieuse de la virulence variable, on ne tarde pas à reconnaître qu'elle est probablement commune aux diverses espèces de ce groupe des maladies virulentes. Où donc est l'unicité dans l'un ou l'autre des fléaux qui composent ce groupe? Pour ne citer qu'un exemple, ne voit-on pas des épidémies de variole très graves à côté d'autres presque bénignes, sans que les différences puissent être attribuées à des conditions extérieures, de climat ou de constitution des individus atteints? Ne voit-on pas également les grandes contagions s'éteindre peu à peu pour reparaître plus tard et s'éteindre de nouveau.

La notion de l'existence d'intensités variables d'un même virus n'est donc pas faite, à la rigueur, pour surprendre le médecin ou l'homme du monde, quoiqu'il y ait un immense intérêt à ce qu'elle soit scientifiquement établie. Dans le cas particulier qui nous occupe, le mystère apparaît surtout dans cette circonstance que, le virus étant un parasite microscopique, les variations dans sa virulence sont à la merci de l'observateur. C'est ce que je dois établir avec rigueur.

Prenons pour point de départ le virus du choléra dans un état très virulent, le plus virulent possible, si l'on peut ainsi dire. Antérieurement, j'ai fait connaître un curieux moyen de l'obtenir avec cette propriété. Il consiste à aller recueillir le virus dans une poule qui vient de mourir, non de la maladie aiguë, mais de la maladie chronique. J'ai fait observer que le choléra se présente quelquefois sous cette dernière forme. Les cas en sont rares, quoiqu'il ne soit pas très difficile d'en rencontrer des exemples. Dans ces conditions, la poule, après avoir été très malade, maigrit de plus en plus et résiste à la mort pendant des semaines et des mois. Lorsqu'elle périt, ce qui a lieu peu de temps après que le parasite, localisé jusque-là dans certains organes, a passé dans le sang et s'y cultive, on observe que, quelle qu'ait été la virulence originelle du virus au moment de l'inoculation, celui qu'on extrait du sang de l'animal qui a mis un si long temps à mourir est d'une virulence considérable, qui tue ordinairement dix fois sur dix, vingt fois sur vingt.

Cela posé, faisons des cultures successives de ce virus, à l'état de pureté, dans du bouillon de muscles de poule, en

prenant chaque fois la semence d'une culture dans la culture
précédente, et essayons la virulence de ces cultures diverses.
L'observation démontre que cette virulence ne change pas
d'une manière sensible. En d'autres termes, si nous conve-
nons que deux virulences sont identiques lorsque, en opérant
dans les mêmes conditions sur un même nombre d'animaux
de même espèce, la proportion de la mortalité est la même
dans le même temps, nous constaterons que pour nos cultures
successives la virulence est la même (1).

Dans ce que je viens de dire, j'ai passé sous silence la
durée de l'intervalle d'une culture à la culture voisine, ou, si
l'on veut, la durée de l'intervalle d'un ensemencement à l'ensemencement suivant, et son influence possible sur les virulences successives. Portons notre attention sur ce point,
quelque minime que paraisse son importance. Pour un intervalle d'un à huit jours, les virulences successives n'ont pas
changé. Pour un intervalle de quinze jours, même résultat.
Pour un intervalle d'un mois, de six semaines, de deux mois,
on n'observe pas davantage de changement dans les virulences. Toutefois, à mesure que l'intervalle grandit, on croit
saisir parfois, à certains signes de peu de valeur apparente,
comme un affaiblissement du virus inoculé. Par exemple, la
rapidité de la mort, sinon la proportion dans la mortalité,
subit des retards. Dans les diverses séries inoculées, on voit
des poules qui languissent, très malades, souvent très boi-
teuses, parce que le parasite, dans sa propagation à travers
les muscles, a atteint ceux de la cuisse; les péricardites
traînent en longueur; des abcès apparaissent autour des yeux;
enfin, le virus a perdu, pour ainsi dire, de son caractère
foudroyant. Allons donc encore au delà des intervalles pré-
cités, avant la reprise et le renouvellement des cultures. Por-

(1) L'égalité dans la virulence, étant ainsi définie, ne doit pas être consi-
dérée comme une donnée absolue, parce qu'elle se trouve fonction du nombre des animaux inoculés. Que la mortalité soit la même dans deux séries
de dix animaux, notre convention nous invite à dire que la virulence est la
même pour les deux virus inoculés; une différence aurait pu s'accuser si
l'on eût opéré, non sur deux séries de dix animaux, mais sur deux séries de

tons leurs durées à trois, à quatre, à cinq, à huit mois et plus, avant d'étudier la virulence des développements du nouvel être microscopique. Cette fois, la scène change du tout au tout. Les différences dans les virulences successives, qui jusque-là ne s'accusaient pas ou qui s'accusaient d'une manière douteuse, vont se traduire maintenant par des effets considérables.

Avec de tels intervalles dans les ensemencements, il arrive que, à la reprise des cultures, au lieu de virulences identiques, c'est-à-dire de mortalité de dix poules sur dix poules inoculées, on tombe sur des mortalités descendantes de neuf, huit, sept, six, cinq, quatre, trois, deux, une sur dix, et quelquefois même la mortalité est absente, c'est-à-dire que la maladie se manifeste sur tous les sujets inoculés et que tous guérissent. En d'autres termes, dans un simple changement du mode de culture du parasite, dans le seul fait d'éloigner les époques des ensemencements, nous avons une méthode pour obtenir des virulences progressivement décroissantes, et finalement un vrai virus vaccinal, qui ne tue pas, donne la maladie bénigne et préserve de la maladie mortelle.

Il ne faudrait pas croire que pour toutes ces atténuations les choses se passent avec une fixité et une régularité mathématiques. Telle culture qui attend depuis cinq ou six mois son renouvellement peut montrer une virulence toujours considérable, tandis que d'autres de même origine seront déjà très atténuées après trois ou quatre mois d'attente. Nous aurons bientôt l'explication de ces anomalies, qui ne sont

cent. Que deux virus, inoculés chacun séparément à cent poules, fournissent des mortalités de soixante sujets dans un cas et de cent dans l'autre : l'épreuve, reprise sur dix, et dix poules seulement, pourra conduire, même dans plusieurs expériences successives, à l'égalité des virulences, si l'on s'en tient à notre convention sur la manière d'évaluer cette égalité. Or, nous voyons qu'en réalité elles différeraient dans les rapports de 60 à 100.

Toutefois, il faut adopter une convention, parce que dans ce genre d'études, on est forcément limité par la convenance de ne pas pousser trop loin le nombre des victimes et de ne pas exagérer outre mesure la dépense toujours très grande de ces expériences.

qu'apparentes. Souvent même il y a comme un saut brusque d'une virulence encore fort grande à la mort du parasite microscopique et pour un intervalle de peu de durée : en passant d'une culture à la suivante, on est surpris par l'impossibilité de tout développement; le parasite est mort. La mort du parasite est d'ailleurs une circonstance habituelle et constante toutes les fois qu'avant la reprise des cultures on laisse s'écouler un temps suffisant.

Et maintenant, l'Académie connaît le véritable motif du silence dans lequel je me suis renfermé et pourquoi j'ai réclamé la liberté d'un délai avant de l'informer de ma méthode d'atténuation. Le temps était un élément de ma recherche.

Au cours des phénomènes, que devient donc l'organisme microscopique? Change-t-il de forme, d'aspect, en changeant de virulence d'une manière aussi profonde? Je n'oserais pas affirmer qu'il n'existe pas certaines correspondances morphologiques entre le parasite et les virulences diverses qu'il accuse, mais je dois avouer qu'il m'a été jusqu'ici impossible de les saisir, et que, si elles se montrent réellement, elles disparaissent, pour l'œil armé du microscope, devant la petitesse si grande du virus. Les cultures sont pareilles pour toutes les virulences. Si l'on croit parfois apercevoir de faibles changements, ils semblent bientôt n'être qu'accidentels, car ils s'effacent ou se produisent en sens inverse dans des cultures nouvelles.

Ce qui est digne de remarque, c'est que, si l'on prend chaque variété de virulence comme point de départ de nouvelles cultures successives faites à intervalles rapprochés, la variété de virulence se conserve avec son intensité propre. S'agit-il, par exemple, d'un virus atténué qui ne tue plus qu'une fois sur dix, il garde cette virulence dans ses cultures si les intervalles des ensemencements ne sont pas exagérés. Chose également intéressante, quoiqu'elle soit dans le sens général des observations précédentes, un intervalle d'ensemencement qui suffit pour faire périr un virus atténué respecte un virus plus virulent qui peut bien en être atténué de nouveau, mais qui n'en meurt pas nécessairement.

Au point où nous sommes arrivés, une importante question se présente, celle de la cause de la diminution de la virulence.

Les cultures du parasite se font nécessairement au contact de l'air, parce que notre virus est un être aérobie et qu'à l'abri de l'air son développement n'est pas possible. Il est donc naturel de se demander tout d'abord si ce ne serait pas dans le contact de l'oxygène de l'air que réside l'influence affaiblissante de la propriété de virulence. Ne se pourrait-il pas que le petit organisme qui constitue le virus, restant abandonné en présence de l'oxygène de l'air pur, dans le milieu de culture où il vient de se multiplier, subisse quelques modifications qui se montreraient permanentes quand on soustrairait l'organisme à l'influence modificatrice? On peut, il est vrai, se demander en outre si quelque principe de l'air atmosphérique, autre que l'oxygène, principe chimique ou fluide, n'interviendrait pas dans l'accomplissement du phénomène, dont l'incomparable étrangeté autorise toutes les suppositions.

Il est aisé de comprendre que la solution de ce problème, au cas où elle relèverait de notre première hypothèse, celle d'une influence de l'oxygène de l'air, est assez facilement accessible à l'expérience : si l'oxygène de l'air, en effet, est l'agent modificateur de la virulence, nous pourrons vraisemblablement en avoir la preuve par les effets de la suppression de sa présence.

A cette fin, pratiquons nos cultures de la manière suivante. Une quantité convenable de bouillon de poule étant ensemencée par notre virus très virulent, remplissons-en des tubes de verre aux deux tiers, aux trois quarts, etc., de leur volume ; puis fermons ces tubes à la lampe d'émailleur. A la faveur de la petite quantité d'air restée dans le tube, le développement du virus va commencer, circonstance qui se traduit pour l'œil par un trouble croissant du liquide ; le progrès de la culture fait peu à peu disparaître tout l'oxygène contenu dans le tube. Alors le trouble tombe, le virus se dépose sur les parois et le liquide de culture s'éclaircit. Il faut deux ou trois jours pour que cet effet se produise. Le petit organisme est désormais à l'abri du contact de l'oxygène et il restera dans cet état aussi longtemps que le tube ne sera pas ouvert (1). Que va-t-il advenir cette fois de sa virulence ? Pour plus de sûreté dans notre étude, nous aurons préparé un grand nombre de tubes pareils, et simultanément un nombre égal de flacons de la même culture, mais librement exposés au contact de l'air pur. Nous avons dit ce qu'il advient de ces cultures exposées au contact de l'air ; nous savons qu'elles éprouvent une atténuation progressive de leur virulence : nous n'y reviendrons pas. Parlons seulement des cultures en tubes fermés, à l'abri de l'air. Ouvrons-les, l'un, après un intervalle d'un mois, et après avoir fait une culture par ensemencement d'une portion de son contenu essayons-en la virulence, l'autre après un intervalle de deux mois, et ainsi de suite pour un troisième, un quatrième, etc., tube, après des intervalles de trois, de quatre, de cinq, de six, de sept, de huit, de neuf, de dix mois. C'est là que je me suis arrêté pour le moment. Il est remarquable, l'expérience le prouve, que les virulences sont toujours semblables à celle du début, à celle du virus qui a déjà servi à préparer les tubes fermés. Quant aux cultures exposées à l'air, on les trouve mortes ou en possession des plus faibles virulences.

(1) Avec le temps, l'aspect des tubes fermés change beaucoup, en ce sens qu'après leur agitation ils deviennent presque limpides. Les granulations dans lesquelles se résolvent les premiers articles du développement initial prennent une réfringence pareille à celle de l'eau et ne troublent le liquide que d'une manière insensible. Sont-ce de véritables germes qu'on puisse comparer, par exemple, aux corpuscules germes de la bactéridie charbonneuse? Je ne le crois pas. Il n'est pas probable que notre parasite donne lieu à de véritables germes. S'il était suivi de germes, on comprendrait difficilement que, soit au contact de l'air, soit en tubes fermés, il perdît à la longue toute vitalité, toute faculté de reproduction. En outre, lorsqu'il y a germes véritables, ceux-ci supportent une température plus élevée que l'organisme en voie de développement, sous sa forme d'articles. Rien de pareil n'a lieu pour le microbe du choléra des poules. Les vieilles cultures conservées au contact de l'air (je n'ai pas éprouvé encore les autres)

La question qui nous occupe est donc résolue : c'est l'oxygène de l'air qui affaiblit et éteint la virulence (1).

Vraisemblablement, il y a ici plus qu'un fait isolé : nous devons être en possession d'un principe. On doit espérer qu'une action inhérente à l'oxygène atmosphérique, force naturelle partout présente, se montrera efficace sur les autres virus. C'est, dans tous les cas, une circonstance digne d'intérêt que la grande généralité possible de cette méthode d'atténuation de la virulence, qui emprunte sa vertu à une influence d'ordre cosmique, en quelque sorte (2). Ne peut-on pas présumer dès aujourd'hui que c'est à cette influence qu'il faut attribuer, dans le présent comme dans le passé, la limitation des grandes épidémies ?

Les faits que je viens d'avoir l'honneur de communiquer à l'Académie suggèrent des inductions nombreuses, prochaines ou éloignées. Sur les unes et les autres, je suis tenu à une grande réserve. Je ne me croirai autorisé à les présenter au public que si je parviens à les faire passer à l'état de vérités démontrées.

périssent même à des températures inférieures à celles qui atteignent les cultures récentes. C'est un caractère habituel du groupe des microcoques.

(1) Puisque, à l'abri de l'air, l'atténuation n'a pas lieu, on conçoit que, si dans une culture au libre contact de l'air (pur) il se fait un dépôt du parasite en quelque épaisseur, les couches profondes soient à l'abri de l'air, tandis que les superficielles se trouvent dans de tout autres conditions. Cette seule circonstance, jointe à l'intensité de la virulence, quelle que soit, pour ainsi dire, la quantité du virus employé, permet de comprendre que l'atténuation d'un vase ne doit pas nécessairement varier proportionnellement au temps d'exposition à l'air.

(2) J'ai passé sous silence, dans cette note, une question ardue dont l'étude m'a pris un temps considérable. Je m'étais persuadé (à vrai dire, je ne sais pourquoi) que tous les faits d'atténuation que j'observais s'expliqueraient, d'une manière plus conforme aux lois naturelles, dans l'hypothèse de mélanges en proportions variables et déterminées de deux virus, l'un très virulent, l'autre très atténué, que par l'existence d'un virus à virulence progressivement variable. Après m'être pour ainsi dire acharné à la recherche d'une démonstration expérimentale de cette hypothèse de deux seuls virus, j'ai fini par acquérir la conviction que telle n'était pas la vérité.

INDEX BIBLIOGRAPHIQUE

INDEX BIBLIOGRAPHIQUE

ACADÉMIE DES SCIENCES

COMPTES RENDUS HEBDOMADAIRES PUBLIÉS PAR LES SECRÉTAIRES PERPÉTUELS

Paris, Gauthier-Villars.

Arloing, Cornevin et Thomas. — *Note sur l'inoculabilité du charbon symptomatique et les caractères qui le différencient du sang de rate.* — 1880, t. XC, p. 1302.

— *De l'inoculation du charbon symptomatique par injection intra-veineuse, et de l'immunité conférée au veau, au mouton et à la chèvre, par ce procédé.* — 1880, t. XCI, p. 734.

— *Sur l'état virulent du fœtus chez les brebis mortes du charbon symptomatique.* — 1881, t. XCII, p. 739.

— *Sur la cause de l'immunité des adultes de l'espèce bovine contre le charbon symptomatique ou bactérien, dans les localités où cette maladie est fréquente.* — 1881, t. XCIII, p. 605.

— *Sur la persistance des effets de l'inoculation préventive contre le charbon symptomatique et la transmission de l'immunité de la mère à son produit, dans l'espèce bovine.* — 1882, t. XCIV, p. 1396.

— *Moyen de conférer artificiellement l'immunité contre le charbon symptomatique ou bactérien avec du virus atténué.* — 1882, t. XCV, p. 189.

Bert (Paul). — *Contribution à l'étude de la Rage.* — 1882, t. XCV, p. 1253.

Bouley. — *Observations relatives à une Note de M. Pasteur, sur l'étiologie des affections charbonneuses.* — 1880, t. XCI, p. 457.

— *Observations relatives à une Note de M. Pasteur, sur la méthode des inoculations préventives contre le charbon.* — 1881, t. XCII, p. 663.

— *De la vaccination contre le charbon symptomatique, observations à la suite d'une communication de M. Pasteur.* — 1881, t. XCII, p. 1383.

Chamberland et Roux. — *Sur l'atténuation de la virulence, de la bactéridie charbonneuse sous l'influence des substances antiseptiques.* — 1883, t. XCVI, p. 1088.

— *Sur l'atténuation de la bactéridie charbonneuse et de ses germes, sous l'influence des substances antiseptiques.* — 1883, t. XCVI, p. 1410.

Chauveau (A.). — *Nouvelles expériences sur la résistance des moutons algériens au sang de rate.* — 1880, t. XC, p. 1306.

— *Des causes qui peuvent faire varier les résultats de l'inoculation charbonneuse sur les moutons algériens; influence de la quantité des agents infectants. Application à la théorie de l'immunité.* — 1880, t. XC, p. 1526.

— *Nature de l'immunité des moutons algériens contre le sang de rate. Est-ce une aptitude de race?* — 1880, t. XCI, p. 33.

— *Du renforcement de l'immunité des moutons algériens à l'égard du sang de rate par les inoculations preventives. Influence de l'inoculation de la mère sur la réceptivité du fœtus.* — 1880, t. XCI, p. 148.

— *Sur la résistance des animaux de l'espèce bovine au sang de rate et sur la préservation de ces animaux par les inoculations preventives.* — 1880, t. XCI, p. 648.

— *Étude expérimentale de l'action exercée sur l'agent infectieux par l'organisme des moutons plus ou moins réfractaires au sang de rate; ce qu'il advient des microbes spécifiques introduits directement dans le torrent circulatoire par transfusions massives de sang charbonneux.* — 1880, t. XCI, p. 680.

— *De l'atténuation des effets des inoculations virulentes par l'emploi de très petites quantités de virus.* — 1881, t. XCII, p. 884.

— *Étude expérimentale des conditions qui permettent de rendre usuel l'emploi de la méthode de M. Toussaint pour atténuer le virus charbonneux et vacciner les espèces animales sujettes au sang de rate.* — 1882, t. XCIV, p. 1694.

— *De l'atténuation directe et rapide des cultures virulentes par l'action de la chaleur.* — 1883, t. XCVI, p. 553.

— *De la faculté prolifique des agents virulents atténués par la chaleur et de la transmission par génération de l'influence atténuante d'un premier chauffage.* — 1883, t. XCVI, p. 612.

— *Du rôle de l'oxygène de l'air dans l'atténuation quasi instantanée des cultures virulentes par l'action de la chaleur.* — 1883, t. XCVI, p. 678.

— *Du rôle respectif de l'oxygène et de la chaleur, dans l'atténuation du virus charbonneux par la méthode de M. Pasteur. Théorie générale de l'atténuation par l'application de ces deux agents aux microbes aérobiens.* — 1883, t. XCVI, p. 1471.

— *De l'atténuation des cultures virulentes par l'oxygène comprimé.* — 1884, t. XCVIII, p. 1232.

Colin (G.). — *Sur les caractères de la nature du processus qui résulte de l'inoculation de la péripneumonie.* — 1883, t. XCVI, p. 758.

— *Recherches expérimentales sur la conservation temporaire des virus dans l'organisme des animaux où ils sont sans action.* — 1884, t. XCIX, p. 759.

Davaine. — *Sur la maladie charbonneuse.* — 1863, t. LVII, pp. 220, 351, 386.

— *Observations relatives aux expériences de M. Bert sur la maladie charbonneuse.* — 1877, t. LXXXIV, p. 1322.

Declat. — *Sur les analogies qui semblent exister entre le choléra des poules et le « nélavan » ou maladie du sommeil.* — 1880, t. XC, p. 1088.

Duclaux. — *Sur la vitalité des germes de microbes.* — 1885, t. C, p. 184.

Ferran (Dr Jaime). — *Sur l'action pathogène et prophylactique du bacille-virgule.* — 1885, t. C, p. 959.

Ferran et **J. Pauli.** — *Le principe actif du koma-bacille cause de la mort et de l'immunité.* — 1886, t. CI, p. 159.

Galtier. — *Inoculation de la morve au lapin ; destruction de l'activité virulente morveuse par la dessiccation ; transmission de la morve par l'inoculation de la salive.* — 1880, t. XCI, p. 475.

Koubassoff. — *Passage des microbes pathogènes de la mère au fœtus.* — 1885, t. C, p. 372.

Miquel (P.). — *Des bactéries atmosphériques.* — 1880, t. XCI, p. 64.

Nicati et **Rietsch.** — *Odeur et effets toxiques des produits de la fermentation produite par les bacilles en virgule.*

Nicolas (Ad.). — *Sur les analogies et les différences qui existent entre la maladie du sommeil et le « nélavan ».* — 1880, t. XC, p. 1128.

Pasteur. — *Observations à propos d'une communication de MM. Emm. et H. Becquerel, sur le froid que peuvent supporter la bactéridie charbonneuse et d'autres organismes microscopiques, sans perdre leur virulence.* — 1879, t. LXXXIX, p. 1015.

— *Sur les maladies virulentes, et en particulier sur la maladie vulgairement appelée « choléra des poules ».* — 1880, t. XC, p. 239.

— *Sur le choléra des poules : études des conditions de la non-récidive de la maladie, et de quelques autres de ses caractères.* — 1880, t. XC, p. 952.

— *Expériences tendant à démontrer que les poules vaccinées pour le choléra sont réfractaires au charbon.* — 1880, t. XCI, p. 315.

— *Note sur l'étiologie des affections charbonneuses.* — 1880, t. XCI, p. 455.

— *En collaboration avec M. Chamberland.* — *Sur la non-récidive de l'affection charbonneuse.* — 1880, t. XCI, p. 531.

— *De l'atténuation du virus du choléra des poules.* — 1880, t. XCI, p. 673.

— *Nouvelles observations sur l'étiologie et la prophylaxie du charbon.* — 1880, t. XCI, p. 697.

— *De l'atténuation des virus et de leur retour à la virulence.* — 1880, t. XCII, p. 429.

— *De la possibilité de rendre les moutons réfractaires au charbon par la méthode des inoculations préventives.* — 1880, t. XCII, p. 666.

— *Le vaccin du charbon.* — 1881, t. XCII, p. 666.

— *Sur la rage.* — 1881, t. XCII, p. 1259.

— *En collaboration avec MM. Chamberland et Roux.* — *Sur la longue durée de la vie des germes charbonneux et sur leur conservation dans les terres cultivées.* — 1881, t. XCII, p. 209.

— *En collaboration avec MM. Chamberland et Roux.* — *Sur le rouget ou mal rouge des porcs.* — 1882, t. XCV, p. 1120.

— *En collaboration avec MM. Chamberland et Roux.* — *Nouveaux faits pour servir à la connaissance de la rage.* — 1882, t. XCV, p. 1250.

— *Sur la vaccination charbonneuse.* — 1883, t. XCVI, p. 979.

Rommier (A.). — *Sur la levure de vin cultivée.* — 1884, t. XCIX, p. 879.

Strauss. — *Passage de la bactéridie charbonneuse de la mère au fœtus.* — *Collaboration de* M. Chamberland. — 1882, t. XCV, p. 1290.

Talmy (E.). — *Sur les analogies qui semblent exister entre le choléra des poules et la maladie du sommeil (nelavan).* — 1880, t. XC, p. 1014.

Toussaint (H.). — *De l'immunité pour le charbon acquise à la suite d'inoculations préventives.* — 1880, t. XCI, p. 135.

— *Procédé pour la vaccination du mouton et du jeune chien.* — 1880, t. XCI, p. 303.

— *Sur la culture du microbe de la clavelée.* — 1881, t. XCII, p. 362.

— *Sur un procédé nouveau de vaccination du choléra des poules.* — 1881, t. XCIII, p. 219.

Académie de Médecine (Bulletin de l'). — 1885, 1886.

Association française pour l'avancement des sciences. — Congrès de Grenoble, août 1885.

De Bary (professeur à l'Université de Strasbourg). — *Leçons sur les Bactéridies traduites et annotées par* M. Wasserzug. — Paris, 1886.

Béclard (Dr J.). — *Traité de physiologie humaine, comprenant les principales notions de la physiologie comparée.* — Paris.

Bernard (Claude). — *Leçons de physiologie expérimentale appliquée à la médecine.* — Paris, 1871.

Bouley (de l'Académie des Sciences). — *La nature virulente de la contagion ; contagiosité de la tuberculose.* — Paris, 1884.

— Voir : *Académie des Sciences.*

Bouchard. — Voir : *Wurtz.*

Chamberland (Ch.). — *Le charbon et la vaccination charbonneuse d'après les travaux récents de* M. Pasteur. — Paris, 1883.

— Voir : *Académie des Sciences.*

Chauffard (Dr A.). — *Des crises dans les maladies.* — Paris, 1886.

Chauveau. — Voir : *Académie des Sciences.*

— Voir : *Association française pour l'avancement des Sciences.*

Cornil (A.-V.) et **Barbes** (V.). — *Les bactéries, leur rôle dans l'anatomie et l'histologie pathologique des maladies infectieuses.* — Paris, 1886.

Danet (G.). — *Les infiniment petits.* — Paris, 1873.

Dubreuilh (Dr W.). — *Les immunités morbides.* — Paris, 1886.

Duclaux (Dr E.). — *Le microbe et la maladie.* — Paris, 1886, in-8.

— *Chimie biologique.* — Paris, 1883.

— Voir : *Académie des sciences.*

Dubourreau (Dr). — *Le choléra, d'après* D. Jaime Ferran, *la vaccination cholérique, les délégations scientifiques en Espagne.* — Toulouse, 1885.

Ferran (Dr J.). — *Lettre à M. Charles Cameron.*
— Voir : *Académie des sciences.*
Gautier (E.-J.-Armand). — *Sur les alcaloïdes dérivés de la destruction bactérienne ou physiologique des tissus animaux. Ptomaïnes et Leucomaïnes.* — Paris, 1886.
Gimeno (Dr D.-Amalio). — Voir : *Koch.*
Klein (Dr E.). — *Microbes et maladies. Guide pratique pour l'étude des micro-organismes,* traduit de l'anglais par Faise-Domerque. — Paris, 1885.
Koch (D^r). — *Séance du Conseil impérial de Berlin.* — Juillet 1884.
— *El colera según el doctor Koch,* por el Dr A. Gimeno. — Valencia, 1884.
Letourneau (Dr Charles). — *La biologie.* — Paris, 1885.
Pasteur. — *Études sur le vin et ses maladies.* — Paris, 1866.
— *Études sur le vinaigre, sa fabrication, ses maladies.* — Paris, 1868.
— *Études sur la maladie des vers à soie.* — Paris, 1870.
— *Études sur la bière, ses maladies, causes qui les provoquent.* — Paris, 1876.
— Voir : *Académie des sciences.*
Peeters (Dr J.-A.). — *L'alcool.* — Bruxelles, 1885.
Spencer (Herbert). — *Principes de biologie,* traduit de l'anglais par M. E. Cazelles. — Paris, 1885.
Temps (*Journal Le*). — 2e et 3e *trimestres de 1885.* — *Sur le choléra en Espagne et la méthode du Dr Ferran.*
— *Sur le Congrès tenu à Grenoble par l'Association française pour l'avancement des sciences.* — Août 1885.
Trouessart (Dr E.-L.). — *Les microbes, les ferments et les moisissures.* — Paris, 1886, in-8.
Van Ermengen (Dr E.). — *Recherches sur le microbe du choléra asiatique.* — Paris-Bruxelles, 1885.
Wundt (W.). — *Nouveaux éléments de physiologie humaine,* traduits de l'allemand sur la deuxième édition et augmentés de notes par le Dr Bouchard. — Paris, 1885.
Wurtz (M.-Ad.). — *Dictionnaire de chimie pure et appliquée.*
***. — *Monsieur Pasteur. Histoire d'un savant par un ignorant.* — Paris, 1884.

TABLE DES MATIÈRES

TROISIÈME PARTIE

EXPLICATION DE QUELQUES PHÉNOMÈNES
PAR CETTE THÉORIE

Paris. — Typographie Georges Chamerot, 19, rue des Saints-Pères. — 1883.

PARIS

TYPOGRAPHIE GEORGES CHAMEROT

19, RUE DES SAINTS-PÈRES, 19

9 782329 251080